Dr. Tilman Friedrich | Nadja Nollau
Die 6:1 Diät

Dr. Tilman Friedrich
Nadja Nollau

DIE 6:1 DIÄT

6 Tage essen,
1 Tag fasten

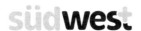
südwest

Inhalt

Vorwort

Auch wenn wir Menschen uns in vieler Hinsicht uneinig sein mögen, wünschen wir uns doch alle – unabhängig von Herkunft, Alter oder Geschlecht – eines gleichermaßen: ein gesundes, möglichst glückliches und langes Leben.

Hierbei spielen natürlich viele Faktoren eine Rolle, aber ein dem jeweiligen Menschen angemessenes Körpergewicht bildet eine sehr wichtige Voraussetzung dafür, gesund und lange leben zu können. Allerdings bewegen wir in den Industriestaaten uns mit unserer modernen Lebensweise immer mehr in die entgegengesetzte Richtung. So versucht eine sehr mächtige Nahrungsmittel- und Getränkeindustrie unermüdlich, uns Produkte zu verkaufen, die unsere Gesundheit nachweislich belasten und uns – vor allem bei unkontrolliertem Konsum – zusätzlich gefährliche Gewichtszunahmen »bescheren«.

Hinzu kommt, dass heutzutage viele Menschen ihr Leben überwiegend in großer Bewegungsarmut verbringen, denn bei den meisten Arbeitsstellen handelt es sich um sitzende Tätigkeiten am Schreibtisch oder vor dem Computer, die kaum Bewegung erfordern bzw. kaum Bewegungsmöglichkeiten bieten.

Zusätzlich verführt uns die globale Unterhaltungsindustrie dazu, unsere wenige Freizeit auch noch im Sitzen zu verbringen, sei es vor dem Fernseher, beim Computerspiel, mit dem Tablet oder Smartphone. Selbst unsere sozialen Aktivitäten sind oft mit einem Mittag- oder Abendessen im Restaurant verbunden, wo wir inzwischen häufig Portionen serviert bekommen, die weit größer sind als unser tatsächlicher Bedarf. »Mehr essen als nötig, so wenig wie möglich bewegen«, lautet daher die Quintessenz dieser modernen Lebensweise, die uns bei unserem Vorhaben, gesund und lange zu leben, alles andere als hilfreich ist.

Trotz dieser etwas dramatischen Analyse besteht jedoch kein Grund zur Verzweiflung. Denn jeder Mensch hat es in der Hand, hier gegenzusteuern und zum Beispiel sein Körpergewicht in den Griff zu bekommen. Überraschenderweise ist das viel einfacher, als Sie vielleicht denken.

Deshalb verraten wir Ihnen in diesem Buch ein paar einfache, praktische Tricks, wie Sie abnehmen und Ihr Gewicht dann problemlos halten können – ohne dass Sie dazu komplizierte Diäten und nerviges Kalorienzählen auf sich nehmen müssen. Sie erfahren auch, wie leicht es gelingt, Versuchungen zu widerstehen und ein gesundes, erfolgreiches Leben zu führen. Dieses Buch informiert Sie auch ausführlich über die vielen zusätzlichen Vorteile, die Sie durch die »6:1-Diät« ganz nebenbei gewinnen.

All diese positiven »Nebenwirkungen« werden Ihnen dabei helfen, gesünder, glücklicher und auch länger zu leben. Ein einziger Fastentag pro Woche bringt Ihnen einen unglaublich großen Nutzen. Sie werden erstaunt sein, was ein kurzfristiger Verzicht auf feste Nahrung so alles bewirken kann.

Und wenn Sie erst einmal auf den Geschmack gekommen sind: Dieses Buch enthält noch ein paar zusätzliche Anregungen, wie Sie ganz einfach ein gesünderes, glücklicheres und längeres Leben *ohne Übergewicht* führen können. Denn glücklicherweise gibt es zu der gerade beschriebenen ungünstigen Entwicklung auch eine starke Gegenbewegung hin zu einer gesunden Ernährung mit frischen saisonalen und ökologisch erzeugten Produkten. Selbst Supermärkte und Discounter setzen inzwischen auf den Bio-Trend, sodass eine gesunde Ernährung auch nicht länger eine Frage des Geldbeutels ist. Wer heute gesünder, glücklicher und »leichter« leben möchte, dem stehen zahlreiche Möglichkeiten offen; und wir wollen Sie dabei nach Kräften unterstützen.

Denn nach unserer Erfahrung ist das regelmäßige Einlegen von Fastentagen (»Kurzfasten«) die einfachste und effektivste Methode, um mühelos und dauerhaft abzunehmen und dadurch möglichst lange gesund und glücklich zu leben. Wie Sie in diesem Buch noch lesen werden, liegt so ein kurzzeitiger Verzicht auf feste Nahrung durchaus in unserer Natur. Und deshalb möchten wir Sie einladen, die »6:1-Diät« einmal auszuprobieren und festzustellen, wie gut Sie Ihnen tut und wie wohl Sie sich damit fühlen.

Setzen Sie auf Ihren gesunden Menschenverstand, um für sich die besten Mittel und Wege zum Abnehmen und Gesundbleiben zu finden. Wir sind felsenfest davon überzeugt, dass dieses Buch Ihnen dabei helfen kann, durch eine entsprechende Lebensweise ein entspanntes, gesundes und schlankes Leben zu führen.

Viel Spaß dabei!

KAPITEL 1

Kurzfasten –

warum es in unserer Natur liegt

Obwohl Essen das Normalste der Welt sein sollte, bereitet es vielen Menschen inzwischen große Schwierigkeiten. Die Sorgen wegen des wachsenden Übergewichts und die ständigen Warnungen der Gesundheitsfachleute haben uns die ungetrübte Freude am Essen buchstäblich ausgetrieben. Wir essen zwar immer noch, was wir wollen, aber dabei sitzt uns ständig das schlechte Gewissen im Nacken. Höchste Zeit, einen neuen Kurs einzuschlagen, damit das Essen in Zukunft wieder Spaß macht und Gewichtsprobleme schon bald der Vergangenheit angehören!

Essen und Trinken sind keine notwendigen Übel, sondern sollen pure Lebensfreude sein. Lassen Sie sich ja nicht einreden, dass diese sinnlichen Vergnügungen eine Sünde wären. Denn was gibt es Schöneres, als mit der Familie und Freunden gemeinsam die kulinarischen Köstlichkeiten zuzubereiten, anschließend miteinander am Tisch zu sitzen, alles nach Herzenslust zu genießen und das Leben zu feiern?! Und ein gutes Glas Wein gehört selbstverständlich auch dazu. Das alles ist Ausdruck von wundervollem Lebensgenuss und nicht etwa ein schlimmes Laster!

Eine Begleiterscheinung des fröhlichen Essens und Trinkens ist jedoch unübersehbar: Zu viel des Guten kann sich (sehr) negativ auf das Gewicht und die Gesundheit auswirken. Vor dieser Tatsache können wir unsere Augen auch gar nicht länger verschließen, denn die Gewichtsprobleme der Menschen in unseren modernen Industriegesellschaften sind unübersehbar. Übergewicht ist zu einem Massenphänomen geworden. Und so haben Diäten allmählich das »normale« Essen abgelöst. Bei vielen Menschen gehören Hungerkuren inzwischen zum Alltag, doch ihr Erfolg ist oft zweifelhaft.

Obwohl schon fast täglich eine neue Diät auf den Markt kommt, schaffen es die meisten Menschen nicht, ihre Gewichtsprobleme nachhaltig in den Griff zu bekommen. Im Gegenteil: Inzwischen ist in Deutschland jeder Zweite übergewichtig. Und dieses Phänomen lässt sich auch weltweit beobachten. Tendenz steigend. Außerdem ist mittlerweile bekannt, dass Diäten langfristig fast immer die gegenteilige Wirkung haben: Die meisten Menschen nehmen nach ihren Hungerkuren nicht nur schnell wieder zu, weil sie in ihre alten

Ernährungsmuster zurückfallen, nein, sie wiegen nach kurzer Zeit sogar mehr als vor ihrer Diät! Das ist der berüchtigte Jo-Jo-Effekt. Diesem Teufelskreis entkommt nur, wer seine Ernährungsgewohnheiten komplett umstellt – und genau das fällt den meisten unendlich schwer. Doch wenn die altbekannten Methoden versagen, ist es höchste Zeit, einen ganz neuen Weg zur Gewichtsreduzierung und damit zu einem gesünderen Leben zu beschreiten: die »6:1-Diät«.

Intelligentes Abnehmen

»Fasten« heißt das Zauberwort, aber nicht tage- oder wochenlang, sondern für nur 24 Stunden! Nach dem Motto »6:1« essen Sie sechs Tage lang wie gewohnt, verzichten jedoch am siebten Tag komplett auf feste Nahrung. Geht denn das? Ja und ob, es ist sogar leichter, als Sie denken, denn Ihr Körper spielt mit!

Um ein Kilogramm Fett zu verlieren, müssen wir rund 7000 Kalorien verbrennen bzw. sollten sie gar nicht erst zu uns nehmen. Das heißt, bereits nach zwei Wochen sollten bei Ihnen ein bis zwei Pfund einfach so verschwunden sein. Das Überraschende dabei: Diese eintägige Essenspause stellt für den Körper fast nie ein Problem dar. Im Gegenteil: Er reagiert äußerst positiv auf diese Auszeit. Welche zusätzlichen gesundheitlichen Vorteile – außer dem erwähnten Gewichtsverlust – Sie dadurch gewinnen, lesen Sie ausführlich in Kapitel 4.

Wer noch nie gefastet hat, kann sich vielleicht gar nicht vorstellen, wie er es schaffen soll, einen ganzen Tag lang aufs Essen zu verzichten. Viele fürchten sich vor quälenden Hungergefühlen, Energieverlusten und haben regelrecht Angst vor diesem Fastenerlebnis. Der Gedanke, einen vollen Tag ohne jegliche feste Nahrung auskommen zu müssen, erscheint vielen Menschen auf den ersten Blick unmöglich und beängstigend. Doch diese Sorgen sind völlig unbegründet! Auch wenn man es vorher kaum glauben kann, so ist es doch eine Tatsache, dass sich der Hunger an diesem einen Fastentag normalerweise überhaupt nicht meldet, weil Magen und Darm gleichsam eine »Auszeit« nehmen und von den vorhandenen Reserven zehren. Es fällt dem Körper ungleich schwerer, mit einer Diät von 500 bis 800 Kalorien pro Tag auszukommen, als einmal für einen kurzen Zeitraum komplett auf Kalorien zu verzichten.

Das 24-Stunden-Fasten klappt deshalb problemlos, weil der Insulinspiegel während dieser Auszeit ständig auf einem niedrigen Niveau bleibt und die Verdauung pausiert – beides sind die ausschlaggebenden »Loch-im-Magen-Verhinderer«. An Ihrem Fastentag werden Sie keinen Hunger verspüren, denn Sie haben ihn einfach ausgeschaltet.

Anders steht es mit den »drei Gs«: Gier, Gelüste und Gewohnheiten. So könnte sich etwa der berühmte innere Schweinhund anfänglich gegen das 24-Stunden-Fasten zur Wehr setzen. Denn wer es gewohnt ist, fast ununterbrochen zu essen, dem könnte das Wegfallen dieser Gewohnheit als Sturz in eine »gähnende Leere« erscheinen. Aber keine Angst! Auch der innere Schweinhund lässt sich für das 24-Stunden-Fasten ohne Weiteres an die Kette legen, denn das ist ein überschaubarer Zeitraum und sein Ende absehbar. Um Ihren eigenen Schweinhund geschickt überlisten zu können, bekommen Sie in diesem Buch wirkungsvolle Strategien an die Hand, mit denen Sie nicht nur Ihre Selbstdisziplin trainieren. Und dank der vielen praktischen Tipps, die wir Ihnen geben, wird es Ihnen garantiert gelingen, Ihren Fastentag locker zu überstehen – ohne irgendwelche Durchhänger!

Dieses Buch wird Sie durch Ihren Fastentag geleiten, und Sie werden am Ende erstaunt sein, wie leicht Ihnen diese 16-Stunden-Auszeit gefallen ist. Denn genau genommen sind es ja nur 16 Stunden und kein ganzer Tag, weil Sie acht Stunden davon ja sowieso verschlafen. Und 16 Stunden schaffen Sie doch mit links!

Das Beste an der »6:1-Diät« jedoch ist, dass niemand dafür seinen Lebensstil dramatisch verändern oder sich mit irgendwelchen

Ernährungsideologien und komplizierten Rezepten herumschlagen muss. Denn nach Ihrem einen Fastentag essen Sie für den Rest der Woche wie gewohnt – nicht mehr, aber auch nicht weniger. Nach nur einem Tag Auszeit gilt für den Rest der Woche: essen nach Lust und Laune und trotzdem abnehmen.

5 Gründe, weshalb Sie die »6:1-Diät« ausprobieren sollten

1 Die Zahl der Menschen mit Gewichtsproblemen wächst ständig. Und Sie möchten nicht auf Dauer dazugehören.

2 Diäten zeigen beim Abnehmen – mindestens langfristig – so gut wie keinen Erfolg. Das wissen Sie ja bestimmt längst aus leidvoller Erfahrung.

3 Viele tun sich schwer, ihre Ernährungsgewohnheiten komplett umzustellen. Sie wollen ja auch nur abnehmen und nicht Ihr ganzes Leben umkrempeln!

4 Menschen mit Übergewicht besitzen nicht nur viel Erfahrung mit Diäten, sondern mussten dabei auch viel Disziplin aufbringen. Mit diesem Durchhaltevermögen sollte es ein Leichtes für Sie sein, an einem einzigen Tag pro Woche zu fasten, wenn Sie danach »normal« weiteressen dürfen. Erinnern Sie sich daran, wie tapfer Sie tage- und wochenlang Ihre jeweilige Diät durchgezogen haben. Auf diese Disziplin können Sie nun bauen.

5 Mit der »6:1-Diät« nehmen Sie nicht nur ab, Sie profitieren auch von den gesundheitlichen Wirkungen des Kurzfastens. Damit gewinnen Sie doppelt: Sie nehmen ab und fühlen sich auch gesundheitlich insgesamt deutlich besser.

Die Vorteile der »6:1«-Methode liegen also auf der Hand. Und jeder Mensch kann grundsätzlich problemlos einen Tag ohne Essen auskommen, ob innerhalb der Familie oder als Single, zu Hause oder im Job. Wie das im Einzelnen funktioniert, erfahren Sie in Kapitel 3.

Vielen Menschen fällt es leichter, einen Tag lang gar nichts zu essen, als sich selbst über lange Zeit hinweg mit Miniportionen »abzuspeisen«, die nie satt und glücklich machen. Und wer gar nichts isst, braucht sich auch nicht mit komplizierten Diäten, langweiligen Rezepten und dem mühsamen Kalorienzählen herumzuschlagen. Leichter geht's nicht – im doppelten Wortsinn!

Hand aufs Herz: Niemand hat wirklich Zeit und Lust, sich mit dem komplexen Thema »gesunde Ernährung« und anspruchsvollen Diäten zu beschäftigen. Deswegen ist *Die 6:1-Diät* auch *kein Diät-Buch*, sondern eine *Einladung zum genussvollen Essen*. Mithilfe dieser Methode werden Sie nicht nur schnell und effizient das für Sie gesunde und normale Gewicht wiedererlangen, sondern gleichzeitig auch Ihre Freude am Essen neu entdecken.

Das Buch trägt den Titel *Die 6:1-Diät*, doch wird »Diät« hier nicht in der bei uns heute üblichen, sondern in der ursprünglichen Bedeutung dieses Begriffs verwendet: »Diät« leitet sich vom griechischen Wort δίαιτα (*díaita*) ab und steht für »Lebensführung« oder »Lebensweise«, also für eine im Sinn der Gesundheit »richtigen« Ernährungs- und Lebensweise und nicht für Hungerkuren auf Zeit. Und nur so ergibt »Diät halten« auch Sinn.

Mit der »6:1-Diät« können Sie aber nicht nur Ihr Gewicht reduzieren – ganz allmählich werden sich dadurch auch Ihre Essgewohnheiten auf »gesund« einpendeln. Denn das ist ein weiterer überraschender Nebeneffekt des kurzen Fastens: Das Bewusstsein dafür, was wir Tag für Tag zu uns nehmen, wächst dabei ganz von selbst. Durch den Verzicht lernen wir ganz allmählich, das Essen wieder zu schätzen und jeden Bissen zu genießen. Damit erhält das Essen den Stellenwert zurück, den es verdient.

Die Regeln sind denkbar einfach: *Sie fasten an nur einem Tag in der Woche, an den folgenden sechs Tagen dürfen Sie essen und trinken wie gewohnt.* An Ihrem wöchentlichen Fastentag – den legen Sie selbst fest, damit er sich perfekt in Ihren Alltag einpasst – verzichten Sie ausschließlich auf feste Nahrung. Erlaubt und notwendig ist Flüssigkeit in Form von Wasser, unterschiedlichen Tees und Gemüsebrühen, bei Bedarf können Sie auch ein Glas (200 ml) frisch gepressten Gemüse- bzw. Obstsaft oder einen Smoothie trinken. Sie werden erleben, wie herrlich es sein kann, mittags eine leckere Gemüsebrühe zu trinken, wenn es sonst einmal nichts anderes zur Abwechslung gibt – und dass dennoch weder Eintönigkeit noch Langeweile bei Ihnen aufkommen werden, denn obwohl es »nur« eine Brühe ist, werden Sie alle Aromen riechen, schmecken und mit allen Sinnen genießen.

Mit der »6:1-Diät« reagieren Sie intelligent auf ein in Ihrem Körper genetisch festgelegtes Programm. Denn eigentlich ist Abnehmen ziemlich einfach. Und Ihr Körper hilft Ihnen dabei, so Sie ihn denn lassen. Mit der eintägigen Auszeit pro Woche unterstützen Sie ihn nur ein wenig dabei. Kurzes Fasten ist eine Aktion des gesunden Menschenverstands und absolut keine Tortur. Das eintägige Fasten unterbricht das gewohnte Ernährungsmuster, macht kurzfristig Schluss mit der ständigen Verfügbarkeit von Essen, und Ihr Körper geht damit so um, wie es in der Evolution vorgesehen ist.

Es ist schon ziemlich erschreckend, wie »normal« es uns erscheint, fast ununterbrochen irgendetwas zu futtern. Die Zeiten, in denen wir gerade einmal nicht essen, werden immer seltener. Das widerspricht aber gänzlich unserem langfristigen Körperprogramm, wonach Verzicht besser ist als Überfluss.

Wir fassen noch einmal zusammen, was Sie sich von der »6:1-Diät« erwarten können und was dafür spricht.

Motivation: Da Sie ja nur an einem Tag pro Woche aufs Essen verzichten, wird es Ihnen leichtfallen, sich für diesen Fastentag zu motivieren. Schließlich müssen Sie ja nur rund 16 Stunden durchhalten. Und was sind schon ein paar Stunden bezogen auf ein ganzes Leben – noch dazu mit der Aussicht auf eine mühelose Gewichtsreduktion und eine bessere Gesundheit?

Hunger: Keine Panik, Ihr Körper wird Sie während des Fastens wahrscheinlich nicht ein einziges Mal mit Hunger- oder gar Heißhungerattacken strapazieren! Weil Ihr Insulinspiegel konstant niedrig bleibt und Ihre Verdauung pausiert, sollten Hungergefühle gar nicht erst auftauchen.

Gelüste: Die melden sich – wenn überhaupt – in der Regel nur beim allerersten Mal, weil Ihr Körper mit der Auszeit noch nicht vertraut ist. In den nächsten beiden Kapiteln finden Sie viele Strategien und praktische Tipps, wie Sie möglichen Gelüsten widerstehen können. Und schon an Ihrem zweiten Fastentag sind solche Verlockungen überhaupt kein Thema mehr!

Aufwand: Sie brauchen weder eine spezielle Kost, noch werden Sie stundenlang am Herd stehen, um aufwendige Rezepte nachzukochen. Im Gegenteil: Sie sparen sogar Geld und Zeit, weil Sie für Ihren allwöchentlichen einen Fastentag allenfalls Gemüse für Ihre Brühe bzw. Ihren Saft einkaufen müssen.

Stoffwechsel: Während der Körper bei herkömmlichen Diäten auf Sparflamme schaltet und im Anschluss daran der Jo-Jo-Effekt (siehe S. 38 f.) zum Tragen kommt, geschieht genau das beim Kurzzeit-Fasten nicht. Tatsächlich wird Ihr Stoffwechsel in der Regel von dieser Auszeit sogar profitieren und wieder effektiver arbeiten.

Gewicht: Durch das Fasten an einem von sieben Wochentagen sparen Sie Ihren üblichen Tagesverbrauch an Kalorien. Folglich werden Sie im Durchschnitt ein Pfund Körpergewicht pro Woche verlieren, manchmal sogar mehr. Daraus ergibt sich ein gesunder und kontinuierlicher Gewichtsverlust, an dem Ihr Körper mitarbeitet. Und vom Jo-Jo-Effekt bleiben Sie verschont.

Gesundheit: Mit der »6:1-Diät« werden Sie langsam, aber sicher immer weiter abnehmen. Das bedeutet aber nicht nur, dass sich Ihr Gewicht reduziert – was für sich genommen schon sehr viele positive Folgen hat –, gleichzeitig verbessert sich dadurch auf lange Sicht auch Ihr allgemeiner Gesundheitszustand.

Gefühl: Das Fasten verändert nicht nur Ihr Körperbewusstsein, sondern auch Ihre mentale Verfassung. Der gelungene Verzicht stärkt Ihre Willenskraft und Zuversicht, der Sieg über sich selbst und der nachhaltige Gewichtsverlust machen glücklich, vor allem, weil es so leicht funktioniert. Damit bereitet Essen wieder Vergnügen, was wiederum die Lebensfreude steigert. Endlich können Sie ohne schlechtes Gewissen essen und genießen!

Für uns, die wir es gewohnt sind, täglich mindestens drei Hauptmahlzeiten zu verspeisen und zwischendurch auch noch einen Haufen Snacks zu futtern, mag die Idee, einen ganzen Tag lang auf feste Nahrung zu verzichten, erst einmal ziemlich extrem klingen. Doch inzwischen hat das »intermittierende Fasten«, wie dieses kurzfristige Verzichten auch genannt wird, viele Anhänger gefunden. Wie positiv sich eine solche Ernährungsweise auf Gewicht, Gesundheit, Selbstheilungskräfte und Lebenserwartung auswirkt, wurde in wissenschaftlichen Studien natürlich ebenfalls intensiv untersucht. In diesem Buch erfahren Sie deshalb auch, welche gesundheitlichen Vorteile diese Ernährungsweise für Sie haben kann und wie zahlreich sie sind!

Übrigens funktioniert das Kurzfasten bei Vierbeinern genauso gut. In Tierversuchen konnte festgestellt werden, dass Tiere, die beispielsweise nur jeden zweiten Tag Futter bekamen, länger lebten, seltener an Krebs und Demenz erkrankten oder einen Herzinfarkt erlitten. Vielleicht lassen Sie Ihren Hund oder Ihre Katze an diesem einen Tag mitfasten? Falls Sie Zweifel am Gesundheitsnutzen für Ihren Vierbeiner haben, fragen Sie Ihren Tierarzt. Er wird Ihnen bestätigen, dass die »6:1-Diät« auch Ihrem Vierbeiner guttut.

Fasten liegt in unserer Natur

Der (un)freiwillige Verzicht aufs Essen ist so alt wie die Menschheit. Unsere Vorfahren in der mittleren Altsteinzeit (etwa 300 000 bis 40 000 v. Chr.) zogen noch als Jäger und Sammler umher, das heißt, sie mussten ihre tägliche Nahrung erjagen oder im Pflanzenreich finden und gelegentlich auch darauf verzichten, wenn ihre Jagd oder die Suche nach essbaren Wurzeln, Gräsern, Beeren oder Früchten erfolglos geblieben war. Fehlendes Jagdglück war für unsere Ururahnen aber kein Problem, weil der menschliche Körper und seine Zellen auf genau solche Fehlzeiten programmiert sind. Wie die Evolutionsgeschichte zeigt, ist der Mensch konstitutionell für Fastenperioden optimal geeignet. Er kann sogar sehr lange ohne Nahrung überleben, wie sich während Dürreperioden, Hungersnöten oder in Kriegszeiten gezeigt hat.

Aber unsere Steinzeit-Vorfahren führten trotz dieser Herausforderungen nicht zwangsläufig ein entbehrungsreiches Leben. Im Gegenteil: Wie aus archäologischen Funden hervorgeht, waren sie nicht nur hervorragende Jäger, sie waren in der Regel auch gesund, fit und hatten sogar bessere Zähne als wir – trotz der fehlenden Zahnpflege. Denn ihre Nahrung bestand überwiegend aus hochwertigem Eiweiß und sehr wenig Kohlenhydraten (sprich Stärken und Zucker), die für Karies mitverantwortlich sind.

Unsere gesamte Nahrung wird innerhalb des Verdauungsprozesses in einzelne chemische Bestandteile zerlegt. Die drei Hauptnährstoffe sind Kohlenhydrate (Stärken, Zucker), Eiweiße und Fette. Obst und Honig waren damals die Hauptzuckerlieferanten, wild wachsendes Getreide gab es kaum, Brot, Reis, Kartoffeln, Kuchen und Chips klarerweise noch gar nicht. Unsere Vorfahren waren – da

ihnen die Kenntnisse über mögliche Zubereitungsarten fehlten –
auch nicht besonders scharf auf die im Rohzustand sehr schwer verdaulichen Getreidekörner und aßen sie nur, wenn ihnen gar nichts
anderes mehr übrig blieb. Sie kannten auch noch keine Limonaden
oder Bier, sondern löschten ihren Durst mit Wasser. Eine stärkehal-
tige, kohlenhydratreiche Ernährung wurde erst durch den Ackerbau möglich, das heißt, dazu mussten die nomadisierenden Jäger
und Sammler zu sesshaften Bauern werden.

Der Anteil der Kohlenhydrate, aus denen durch die Verdauungs-
vorgänge Glukose gewonnen wird, hat sich jedoch im Lauf der Jahrtausende drastisch erhöht, vor allem aber innerhalb der letzten
50 Jahre – eine wesentliche Ursache für die Gesundheitsprobleme
durch Übergewicht, mit Diabetes und anderen Volkskrankheiten.
So verwundert es nicht, dass die ersten Zivilisationskrankheiten eigentlich erst mit dem Beginn der gezielten landwirtschaftlichen
Nutzung der Böden, dem Anbau und Verzehr von Getreide auf-
tauchten. Unsere moderne Ernährung liefert viel mehr Energie als
die unserer Vorfahren, obwohl wir Menschen von heute uns kaum
noch körperlich verausgaben (müssen). Viele ahnen gar nicht, wie
wenig Kalorien sie am Tag tatsächlich benötigen und auch verbrauchen. Natürlich spielen die individuellen beruflichen, körperlichen
und sportlichen Aktivitäten hierbei eine große Rolle.

Der tatsächliche Kalorienbedarf

Ihr individueller täglicher Energiebedarf in Form von Kalorien lässt
sich exakt errechnen. Dazu müssen Sie keinen Arzt fragen – Ihren
persönlichen Kalorienverbrauch können Sie selbst mit einer recht
simplen Formel ziemlich genau ermitteln. Einfach mit einem Ta-
schenrechner. Der individuelle Verbrauch hängt jeweils vom sogenannten Grund- und Arbeitsumsatz ab. Die Kalorien, die Ihr Körper in Ruhe zur Aufrechterhaltung aller organischen Funktionen

benötigt – das heißt, auch wenn Sie sich 24 Stunden lang keinen Millimeter bewegen –, ergeben den »Grundumsatz«. Er macht rund 70 Prozent des täglichen Kalorienverbrauchs aus.

Ihren persönlichen Grundumsatz berechnen Sie mit dieser Formel: 8,7 x Gewicht (in kg) + 829.

Falls Ihnen diese Formel zur Berechnung Ihres Grundumsatzes zu einfach erscheint, kann ich Ihnen auch noch eine kompliziertere anbieten, die natürlich etwas genauer ist, weil sie Ihr Alter und Ihre Körpergröße mitberücksichtigt:

Grundumsatz = 655 + (9,6 x Gewicht in kg) + (1,8 x Größe in cm) – (4,7 x Alter in Jahren)

Angenommen, Sie wiegen 76 Kilo, sind 1,75 Meter groß und 46 Jahre alt. Nach der ersten Formel ergibt sich daraus ein Grundumsatz von 1490 Kalorien (661,2 + 829 =1490,2), anhand der zweiten Formel sind es 1483 Kalorien (1384,6 + 315 – 216,2 = 1483,4).

Ganz gleich, für welche Berechnungsweise Sie sich entschieden haben, addieren Sie zu diesem Ergebnis nun die Summe Ihrer täglichen Aktivitäten. Wenn Sie sich jeden Tag aufs Fahrrad schwingen, statt mit dem Auto zu fahren, verbrauchen Sie erheblich mehr Energie. Denn der sogenannte Arbeitsumsatz steigt mit der körperlichen Aktivität. Der Arbeitsumsatz beschreibt das gesamte Ausmaß Ihrer körperlichen Aktivität und wird kurz »PAL« (*Physical Activity Level*) genannt.

Multiplizieren Sie Ihren Grundumsatz mit dem Faktor 1,4, wenn Sie möglichst jede Bewegung vermeiden, mit 1,7, wenn Sie sich tagsüber normal bewegen und mit 2,0, wenn Sie sehr aktiv sind und/oder regelmäßig Sport treiben. Das Ergebnis ist Ihr täglicher Kalorienbedarf. Und genau diese Kalorienmenge verbrauchen Sie an Ihrem Fastentag zusätzlich, weil Sie ja die Kalorienzufuhr gestoppt haben – und deshalb nehmen Sie ab!

In grauer Vorzeit hatten unsere Vorfahren nur dann etwas zu bei-
ßen, wenn sie diese Nahrung unter Einsatz ihrer Körperkräfte ge-
sucht und gefunden oder erjagt hatten. Dazu mussten sie oft stun-
den- oder gar tagelang umherstreifen und zwischendurch nicht
selten gewaltige Sprints einlegen. Um solche Leistungen erbringen
zu können, besitzt der Mensch seine Leber und Muskeln, die Kohlenhydrate, also Zucker (Glukose), in zu Glykogen umgewandelter
Form als Tagesration speichern können. (Glykogen entsteht, wenn
unser Blutzucker höher ist als das, was wir im Augenblick tatsächlich an Energie verbrauchen.) Dank dieses 24-Stunden-Zuckerspei-
chers können wir problemlos einen ganzen Tag ohne Nahrung
überstehen. Und auf genau dieses Reservoir werden Sie an Ihrem
Fastentag zurückgreifen und Ihren Körper dadurch ausreichend mit
Zucker versorgen.

Die Zuckerdosis ist wichtig für das Wohlbefinden an unserem
Fastentag, denn unser Gehirn verbraucht enorm viel Energie, es bezieht sie aus dem in Glukose umgewandelten Nahrungszucker.
Wenn Sie regelmäßig fasten, kommt es zu einer Art »Trainingsef-
fekt« im Körper, und er reagiert effizienter auf die neue Situation.
Das heißt, der Organismus wird die alternativen Stoffwechselprozesse, die während des Fastentages notwendig sind, um das Gehirn
nahtlos mit der benötigten Energie zu versorgen, schneller in Gang
setzen. Sollten Sie an einem Fastentag trotzdem einmal das Gefühl
haben, Ihr Gehirn liefe infolge Energiemangels nicht auf vollen Tou-
ren, können Sie mit einem Löffel Honig im Tee Abhilfe schaffen.

Obwohl unser Gehirn nur rund 2 Prozent des gesamten Körpergewichts ausmacht, verbraucht es mehr als 50 Prozent der mit der
Nahrung aufgenommenen Kohlenhydrate (d. h. der gesamten Blut-
glukosemenge), also mindestens 140 Gramm Zucker pro Tag, bei
Stress kann es auch erheblich mehr sein. Folglich haben Menschen,
die den ganzen Tag unter Anspannung stehen, oft auch Heißhunger

auf Kohlenhydrate, denn da das Gehirn keine eigenen größeren Zuckerspeicher besitzt, ruft es unerbittlich Energie aus dem Körper ab, und der Körper will seine leeren Speicher rasch wieder auffüllen. Und somit gehört Stress ebenfalls zu den Dickmachern.

Neben diesem Ein-Tages-Ration-Speicher verfügen wir aber auch noch über andere Reserven, von denen wir während unserer kurzen Auszeiten zehren können und sollen. Unser Fettgewebe liefert die langlebigen Energiereserven für längere Hungerzeiten. Wenn Fettzellen Überschuss speichern müssen, können sie sich »aufblähen« und ihre Kapazität auf das 200-Fache erhöhen.

In der Evolution wurden unsere Zellen darauf programmiert, mit dem oft jähen Wechsel zwischen Essen und Hungern optimal umzugehen. Deswegen können wir gefahrlos Tage und sogar ganze Wochen ohne jegliche feste Nahrung zubringen, ohne dabei krank zu werden oder zu verhungern. Überraschenderweise geschieht beim kurzen Fasten sogar das Gegenteil: Es dient der Gesundheit, weil sich die Zellen regenerieren und ein Zellschutzmodus in Gang gesetzt wird. Das macht man sich inzwischen auch in der Krebsbehandlung zunutze. Mehr darüber erfahren Sie in Kapitel 4.

Fazit: Wir sind bestens gerüstet für den Mangel, nicht jedoch für den Überfluss. Wir Menschen von heute müssen uns unser Essen nicht mehr erjagen, wir werden vielmehr inzwischen vom Essen gejagt, und zwar rund um die Uhr und überall. Aus der Erforschung der Menschheits- und Evolutionsgeschichte wissen wir, dass unsere Vorfahren keine drei Mahlzeiten pro Tag plus zahlreiche Snacks zwischendurch vertilgt haben. Darauf nehmen übrigens auch Zoos Rücksicht und verordnen ihren Wildtieren regelmäßige Fastentage, wie sie in der freien Wildbahn zwangsläufig ganz natürlich vorkommen. Und nichts anderes werden Sie tun, wenn Sie Ihrem Körper kurze Auszeiten gönnen: Sie reagieren auf dieses genetische Programm, und Ihr Organismus wird es Ihnen gleich zweifach danken: Sie werden dadurch an Gewicht verlieren und an Gesundheit hinzugewinnen.

Schon Hippokrates von Kos, der berühmteste Arzt der Antike (460– um 370 v. Chr.), wie auch der griechische Philosoph Platon (427–347 v. Chr.) befürworteten das Fasten. Und in vielen Religionen ist es heute immer noch ein festes Ritual, wie etwa der jährliche Fastenmonat Ramadan für die Muslime oder die Fastenzeit zwischen Aschermittwoch und Ostern für die Christen. Alle Religionen kennen das Fasten als Bestandteil des gelebten Glaubens, auch wenn es nicht überall festgelegte Fastenzeiten und -rituale gibt. Der freiwillige Nahrungsverzicht soll die eigene Willenskraft stärken, das Bewusstsein schärfen, Körper und Seele reinigen. Auch wenn bei der »6:1-Diät« religiöse oder spirituelle Motive nicht unbedingt eine Rolle spielen, werden Sie doch einige interessante Erfahrungen machen: wie leicht es fällt, einmal ganz auf das Essen zu verzichten, und was für euphorische Gefühle damit einhergehen. Lassen Sie sich überraschen!

Wissenschaftler untersuchen schon seit Langem, welche Wirkungen das Fasten auf uns hat. Und wie Studien zeigen, stärken die kurzen Auszeiten nicht nur die Gesundheit allgemein, sondern möglichweise auch die Selbstheilungskräfte und sorgen so für ein gesünderes, längeres Leben. Die gesundheitlichen Vorteile des Fastens könnten sich zum einen aus der Tatsache ergeben, dass beim Fasten der Insulinspiegel sinkt. Das in der Bauchspeicheldrüse gebildete Hormon Insulin und der Blutzuckerspiegel hängen unmittelbar zusammen, denn das Insulin senkt den Blutzuckerspiegel, indem es andere Körperzellen zur Aufnahme von Glukose aus dem Blut anregt. Beide spielen eine entscheidende Rolle bei der Ausprägung eines Diabetes Typ 2 (siehe S. 112). Zum anderen soll durch das Kurzfasten die Menge eines weiteren Hormons, des IGF-1 (siehe S. 116 f.), verringert werden. Dieses Hormon, ein Wachstumsfaktor, steht nach wissenschaftlichen Erkenntnissen wohl im Zusammenhang mit der Entwicklung von Krebstumoren. Die Forscher vermuten aufgrund neuerer Untersuchungsergebnisse, dass das Fasten die Werte dieses Hormons reduziert und dadurch mithilft, Risikofaktoren für diverse Krankheiten zu mindern und das Wachstum von Krebszellen zu verlangsamen.

Niedrige Insulin- und IGF-1-Werte versetzen den Körper in eine Art »Wartungsprozess« und die Zellen in einen Schutzmodus. Darüber hinaus gehen Wissenschaftler davon aus, dass eine Absenkung der Spiegel der beiden genannten Hormone wiederum dabei hilft, den Alterungsprozess zu verlangsamen. Denn die Absenkung des Insulinspiegels und die Verbesserung der Blutwerte könnten dazu beitragen, Entzündungsreaktionen im Körper zu hemmen bzw. abzustellen. Damit könnte das Fasten sogar ein wahrer Jungbrunnen sein! In diesem Buch erfahren Sie alles über den aktuellen Stand der Forschung zu diesen interessanten Themen.

Varianten des intermittierenden Fastens

»Intermittierend« bedeutet, dass etwas zeitweilig ausgesetzt wird bzw. mit Unterbrechungen erfolgt. Beim Fasten beschreibt es demnach eine bestimmte Ernährungsweise, bei der die Nahrungsaufnahme für eine bestimmte Zeit ausgesetzt wird. Im Gegensatz zum klassischen Heilfasten, das mehrere Tage oder Wochen dauern kann, beträgt die Auszeit bei der »6:1-Diät« nur einen Tag. Aber es gibt natürlich auch andere Formen des intermittierenden Fastens.

Beim »5:2-Fasten« beispielsweise darf man an fünf Tagen in der Woche ohne Einschränkungen essen – das heißt, wie gewohnt. An den beiden übrigen Tagen jedoch wird die Kalorienmenge der »erlaubten« Nahrung auf maximal 500 reduziert. Die Schwierigkeit bei dieser Methode besteht zum Ersten darin, überhaupt zwei Fastentage pro Woche durchzuhalten. Denn auf ein Jahr umgerechnet bedeutet dies – wenn man Urlaubs- und Weihnachtszeit abzieht und nur 40 Wochen rechnet –, an rund 80 Tagen zu fasten, also beinahe ein ganzes Vierteljahr, das ist ein ziemlich langer Zeitraum. Der zweite Nachteil liegt darin, dass bereits die Aufnahme weniger Kalorien bewirkt, dass der Verdauungsapparat in Gang gesetzt wird, der Blutzuckerspiegel ansteigt und die Bauchspeicheldrüse als Reaktion darauf Insulin ausschüttet, um den Blutzuckerspiegel wieder nach unten zu regulieren. Ein abfallender Blutzuckerspiegel löst jedoch Hungergefühle aus, was dem betreffenden Menschen das Durchhalten seines Fastentages erschweren kann.

Die »6:1-Diät« geht einen anderen Weg: Hier fasten Sie lediglich einen Tag pro Woche, verzichten dabei aber vollständig auf feste Nahrung. Der Körper wird nur mit reichlich Flüssigkeit versorgt.

Und wenn Sie zum Beispiel in 40 Wochen pro Jahr je einen Tag lang fasten (die Urlaubs- und Weihnachtszeit sind ausgenommen), bleibt Ihr Verzicht absolut überschaubar und die Wirkung trotzdem groß. Denn Sie essen an rund 320 Tagen im Jahr wie immer und profitieren trotzdem. Und der größte Vorteil: Es handelt sich dabei nicht um eine komplizierte Diät, etwa mit mühseligem Kalorienzählen, und der zu Recht gefürchtete Jo-Jo-Effekt bleibt auch aus!

Das »8:16-Fasten« funktioniert wieder anders, hier wird die Nahrungsaufnahme auf acht Stunden pro Tag begrenzt. Diese Fasten-Variante sieht vor, dass man jeden Tag nur innerhalb eines Acht-Stunden-Zeitfensters essen darf und während der 16 weiteren Stunden (die Schlafzeit eingerechnet) gefastet wird. Wer also beispielsweise um 8:00 Uhr morgens mit einem Frühstück beginnt, darf ab 16:00 Uhr nichts mehr essen. Diese Variante erinnert an das sogenannte *dinner canceling*, das vor einigen Jahren populär war.

Die Methode dieses *dinner canceling* hatte der österreichische Anti-Aging-Spezialist Prof. Dr. Johannes Huber bekannt gemacht, hierbei verzichtet man zweimal pro Woche auf das Abendessen bzw. sollte nach 17 Uhr nichts mehr essen. Die Idee dahinter: Stoffwechselprozesse können auf diese Weise effektiver ablaufen, weil der Körper nicht ständig mit der Verdauung beschäftigt ist und das Verdauungsenzym NAD seinen Regenerationsaufgaben besser nachkommen kann. Außerdem wird so während der Nachtstunden das Wachstumshormon HGH vermehrt gebildet, was ebenfalls die Reparatur und Erneuerung der Zellen begünstigt. Wenn man also sein Abendessen hin und wieder ausfallen lässt, ist das sicher nicht von Nachteil – vor allem mit Blick auf die tägliche Kalorienration.

Ich habe in den vergangenen 15 Jahren das Fasten mit den verschiedensten Zeitspannen ausprobiert – sie reichten von vier bis zu 20 Tagen. Aber in den letzten Jahren bin ich immer mehr zu kürzeren Fastenperioden übergegangen, bis ich bei einem einzigen Fastentag pro Woche angelangt war. Überraschenderweise waren die Ergebnisse des Fastens unabhängig von seiner Dauer dieselben: Lange und kurze Fastenzeiten führen mittel- bis langfristig zu einem gesunden Normalgewicht.

Die Welt is(s)t, wie sie is(s)t

Aber wie konnte es eigentlich dazu kommen, dass wir uns jetzt ständig mit unserem Gewicht und dem Abnehmen überhaupt beschäftigen müssen? Ganz einfach: Weil wir heute zu viel, zu oft, zu süß, zu fett, zu künstlich essen und uns zu wenig bewegen. Doch selbst wenn wir das alles wissen, hilft uns das auch noch nicht weiter. Denn wir sind förmlich »umzingelt« von Essen, die Lebensmittelindustrie versucht geschickt und mit allen Mitteln, uns zum Konsum zu verführen. Wobei der Arbeitsalltag vieler Menschen zwingend aus einer sitzenden Tätigkeit besteht.

Doch trotz der geringeren körperlichen Anstrengungen, die wir unternehmen (müssen), und des stundenlangen Stillsitzens ist die »Energiedichte« in unserer Nahrung im Vergleich zu früher sehr viel höher. Die Energiedichte beschreibt, wie viele Kalorien in einem Lebensmittel stecken, die allgemeine Empfehlung liegt bei maximal 125 Kalorien je 100 Gramm. Aber unsere Realität sieht anders aus: 100 Gramm Weißbrot oder Baguette haben 250 Kalorien, 100 Gramm Butter 750 Kalorien, 100 Gramm Marmelade 300 Kalorien, 100 Gramm Wurst je nach Sorte (etwa Leberwurst und Salami) oft weit über 200 Kalorien, 100 Gramm Reis 350 Kalorien, 100 Gramm Früchtemüsli 330 Kalorien und 100 Gramm Cheeseburger 300 Kalorien. Am schlimmsten sind industriell hergestellte Fertiggerichte – sie stecken buchstäblich randvoll mit Kalorien und richten den größten gesundheitlichen Schaden an. Neben Zucker enthalten sie oft noch sogenannte Füllstoffe wie etwa Stärke, Emulgatoren, Stabilisatoren und Konservierungsstoffe. Wer sich im Supermarkt einmal die Einkäufe der anderen anschaut, wird rasch feststellen, dass bei den meisten Menschen mehr Fertiggerichte, Pizzen und Softdrinks in den Einkaufswagen wandern als natürliche Lebensmittel wie Obst und Gemüse.

Mehr Kalorien bei geringerem Bedarf – kein Wunder, dass in unserer Gesellschaft Gewichtsprobleme zum Normalfall geworden sind. Wie der Rückblick in die Vergangenheit zeigt, ist dies jedoch nicht immer so gewesen. Dass uns rund um die Uhr Nahrung zur Verfügung steht, sich die meisten von uns zugleich aber immer weniger bewegen, ist ein sehr junges, modernes Phänomen, woran wir evolutionär noch längst nicht angepasst sind. Bis vor einigen Jahrzehnten waren drei feste Mahlzeiten täglich und etliche Snacks zwischendurch ganz und gar keine Selbstverständlichkeit. Und wer in der Geschichte noch weiter zurückgeht, wird sehr schnell feststellen, dass es die Rundumversorgung mit Essen, wie wir sie heute kennen, nie zuvor gegeben hat.

Noch vor 50 Jahren existierten Probleme mit Übergewicht nicht in dieser Form. Natürlich gab es zu allen Zeiten dicke Menschen – aber sie bildeten die Ausnahme, nicht die Regel! Vor nicht allzu langer Zeit, als das Familienleben noch von der klassischen Rollenverteilung bestimmt war, ging der Mann zur Arbeit, während die Frau zu Hause blieb, die Kinder versorgte und sich an den Herd stellte, um für ihre Lieben zu kochen. Fertiggerichte, wie wir sie heute kennen und (viel zu oft) konsumieren, gab es damals noch kaum. Und jede »gute Hausfrau« hätte über solche vorgefertigten Speisen die Nase gerümpft. Selber kochen stand hoch im Kurs und gehörte auch zum Selbstverständnis der Frauen. Häufig kam der Mann sogar mittags nach Hause, um die von seiner Frau zubereitete Mahlzeit mit der Familie einzunehmen, oder seine Frau hatte ihm schon morgens ein selbst gekochtes Gericht in einem »Henkelmann« in die Arbeit mitgegeben. Die Einrichtung von Kantinen, Snackbars und Coffeeshops lag ebenfalls noch in mehr oder weniger weiter Ferne.

»Dreimal am Tag essen« lautete die Devise, Zwischenmahlzeiten waren tabu. Kinder durften nicht einfach an den Kühlschrank gehen oder in die Süßigkeitenkiste greifen. Die Speisekammer war abgeschlossen, und die Kinder mussten um Erlaubnis fragen, wenn sie etwas haben wollten.

Auswärts essen in einem Restaurant bildete ebenfalls eine Ausnahme. »Heute bleibt die Küche kalt, wir gehen in den Wienerwald«, lautete ein berühmter Werbeslogan. Die Hendlbraterei-Kette machte sich stark dafür, dass die Mütter wenigstens am Sonntag nicht am Herd stehen mussten, sondern sich auch einmal an einen fertig gedeckten Tisch setzen konnten und bedient wurden. Hinzu kam, dass damals viel weniger Familien ein Auto besaßen – und kein Gedanke daran, dass sie gleich mehrere fahrbare Untersätze in der Garage parken hatten.

Stattdessen liefen die Menschen mehr zu Fuß oder schwangen sich aufs Fahrrad, legten ihre Wege auf dem »Drahtesel« zurück. Die heute so beliebten, weil praktischen, Roller, bei denen man sich mit dem einen Fuß abstößt und selber »anschiebt«, gab es damals auch schon, sie waren nur nicht so wendig wie die kleinen Exemplare von heute und besaßen größere Räder mit Ballonreifen zum Aufpumpen. Auch wenn sportliche Aktivitäten vielleicht noch nicht so sehr im Fokus standen wie heute, gab es damals viel mehr Bewegung im Alltag – allein schon durch das viele Treppensteigen, denn Fahrstühle und Rolltreppen existierten noch nicht.

Wie sehr hat sich unser Lebensalltag in dieser kurzen Zeit doch verändert! Wozu einkaufen gehen und selber kochen, wenn uns Fertiggerichte und Lieferdienste das Leben erleichtern? Wer an seinem Arbeitsplatz keine Kantine hat, geht mittags schnell in ein Lokal um die Ecke. Bäckereien, SB-Backshops, Metzgereien oder Kioske bieten kalte und warme Snacks zum Mitnehmen an. In vielen Supermärkten gibt es Fertiggerichte für die Mikrowelle im Büro und zu Hause. Und wenn uns selbst der Gang dorthin noch zu weit ist, dann genügt auch ein Telefonanruf beim Pizzaservice oder ein Klick auf eine App.

Wir müssen noch nicht einmal einen Fuß vor die Tür setzen, um an etwas Essbares zu kommen. Lieferdienste versorgen uns mit allem, was unser Herz begehrt, auch wenn unser Verstand sehr wohl weiß, dass wir uns eigentlich klüger verhalten und eine gesündere (möglichst selbst zubereitete) Mahlzeit einnehmen sollten.

Wenn wir ausgehen, verabreden wir uns selbstverständlich zum Essen im Restaurant, wo die Portionen auf den Tellern inzwischen Dimensionen angenommen haben, die eher für Marathonläufer gedacht wären. Oder wir genießen mehrgängige Menüs, die zwar aus lauter kleinen Einzelportionen bestehen, aber in der Summe ebenfalls viel zu üppig sind.

Auch das ist ein seltsames Phänomen unserer heutigen Zeit. Von uns (weitestgehend) unbemerkt sind Portionen und Verpackungen in den vergangenen Jahren immer größer geworden, mit der Folge, dass uns Riesenportionen heute völlig normal erscheinen. Bei einem Kinobesuch wird einem dieser Effekt dann restlos deutlich: Gab es das Popcorn früher in handlichen 100-Gramm-Tütchen, schleppen die Zuschauer heute ganze Pappeimer voll in den Kinosaal. Und den Softdrink dazu gibt's im Halb-Liter-Becher.

Portion distortion nennen die Wissenschaftler dieses Phänomen, und damit ist die gestörte Wahrnehmung von Essensmengen gemeint: Was früher eine »normale« Portion war, gilt heute als Miniportion. Jaime Schwartz und Carol Byrd-Bredbenner, zwei Ernährungswissenschaftlerinnen an der Rutgers University in New Brunswick, New Jersey, haben dieses Phänomen untersucht. Aufgrund der erschreckenden Ergebnisse ihrer Studien plädierten die beiden Expertinnen dafür, dass wir schleunigst wieder zu normalen Portionsgrößen zurückkehren sollten. Für sie besteht eindeutig eine Ursache-Wirkungs-Beziehung zwischen der dramatischen Gewichtszunahme der Bevölkerung in den Industriestaaten und den immer größeren Lebensmittelportionen. Doch Lebensmittelindustrie und Politik bleiben davon (natürlich?) völlig unbeeindruckt.

Und auch unser Auge isst mit! Das gilt nicht nur für die Ästhetik einer auf dem Teller appetitlich angerichteten Mahlzeit. Amerikanische Ernährungswissenschaftler haben nachgewiesen, *dass die Größe des Tellers die Menge der Nahrung beeinflusst*, die wir zu uns nehmen. Koert van Ittersum vom Georgia Institute of Technology und Brian Wansink von der Cornell University konnten in ihrer Studie zeigen, dass bei ihren 225 Probanden die Größe des Tellers einen wesentlichen Einfluss auf die Größe der verzehrten Portionen hatte (die Studie wurde in der Fachzeitschrift *Journal of Consumer Research* Band 39, Nr. 2 vom August 2012 veröffentlicht).

Die Forscher konnten mit ihrem Experiment belegen, dass große Teller die Menge der (von ihren Testpersonen) konsumierten Nahrung um 9 bis 31 Prozent erhöhen. Die Größe eines »normalen« Esstellers hat seit 1900 um 23 Prozent zugenommen. Die Wissenschaftler gehen davon aus, dass uns große Teller dazu einladen (oder besser: verführen), uns mit einer »flächendeckenden« Nahrungsration zu versorgen. Denn wenn wir uns etwas auf den Teller laden, betrachten wir dessen Durchmesser als Referenzgröße. Aufgrund der optischen Täuschung nimmt sich die Portion auf einem großen Teller dann kleiner aus, als sie tatsächlich ist. Da der Durchmesser des Tellers die Zielgröße vorgibt, vergrößert sich dann automatisch die Portion, die auf dem Teller landet.

Auch die Drei-Mahlzeiten-pro-Tag-Regel besteht inzwischen längst nicht mehr. Der Snack-to-go ist zur Selbstverständlichkeit geworden. So essen und trinken wir locker allerhand nebenbei – ohne zu merken, wie viele Kalorien wir damit über den Tag verteilt aufnehmen. Für uns ist es völlig normal geworden, mit einem Latte macchiato aus dem Coffeeshop oder einem Smoothie unterwegs zu sein. Viele unterschätzen jedoch die Kalorien, die solche Getränke enthalten: *Zwei Gläser Latte macchiato pro Tag ersetzen eine komplette Mahlzeit.* Während es eine Tasse Kaffee mit einem Schuss Kondensmilch und zwei Stück Würfelzucker früher auf »nur« 60 Kalorien brachte, schlägt ein kleiner Latte macchiato aus dem Coffeeshop mit mindestens 160 Kalorien zu Buche. Gleiches gilt für Softdrinks und (Fertig-)Smoothies; sie alle enthalten große Mengen Zucker, die dick machen. Für uns ist es völlig normal geworden, solche »Zuckerlösungen« zu trinken.

Gefährlich ist es auch, nebenbei essen, während man am Computer sitzt. Da verschwindet eine ganze Tüte Chips nahezu unbemerkt im Magen. Das wäre in Ordnung, wenn sich danach wenigstens ein echtes Sättigungsgefühl einstellte, aber wie neue Untersuchungen, vor allem aus Großbritannien, zeigen, ist das nicht der Fall. Im Gegenteil: Die Testpersonen hatten nach dem Snack deutlich mehr Hunger, und ihre tägliche Gesamtkalorienzufuhr lag wesentlich höher als die von Personen, die dieselbe Menge Snacks nicht nebenbei weggefuttert, sondern ganz bewusst zu sich genommen hatten. Der Grund: Wenn wir unsere Aufmerksamkeit nicht auf das Essen selbst, sondern auf etwas anderes richten, fällt unsere Sättigung weniger intensiv aus, und wir essen dann viel mehr, um uns satt zu fühlen. Das ist eine beängstigende Zeiterscheinung, wenn man bedenkt, dass heutzutage nur noch in wenigen Familien strikte Regeln für die familiäre Hauptmahlzeit herrschen, bei der sich dann alle am Esstisch versammeln, um die Mahlzeit gemeinsam zu genießen, wobei Handys, Computer und andere Ablenkungen außen vor bleiben müssen.

Fatalerweise bewegen wir uns trotz unserer erhöhten Kalorienaufnahme viel weniger als unsere Vorfahren. Wir fahren mit dem Auto zur Arbeit, zum Einkaufen, sitzen den ganzen Tag am Schreibtisch und hängen abends auf der Couch ab. Aufzüge und Rolltreppen bringen uns ohne die geringste Anstrengung unsererseits in die höchsten Stockwerke hinauf und wieder hinunter. Wir gleiten leider auch nicht »live« auf einem Board über die Wellen des Ozeans, sondern verharren regungslos auf unserem Stuhl und surfen mit starrem Blick durchs World Wide Web. Und bewegen dabei allenfalls die Maus. Kalorienverbrauch: verschwindend gering. Im Sitzen verbrennen wir etwa 1,3 Kilokalorien pro Minute. Wer dabei noch eine Leberkässemmel vertilgt, kommt mit diesen rund 600 Kalorien die nächsten acht Stunden am Computer locker über die Runden. Wenn es denn wenigstens dabei bliebe …

Die Folgen dieser Fehlernährung kombiniert mit Bewegungsmangel, einer „Mastkur der Moderne", sind unübersehbar: Übergewicht, Diabetes Typ 2, Herz-Kreislauf-Erkrankungen, Gelenkverschleiß wurden zu Volkskrankheiten und die Rund-um-die-Uhr-Verfügbarkeit von Nahrung zu einem gewaltigen Problem für uns.

Eine alte und eine neue Messgröße: BMI und WHR

Die Anzahl der übergewichtigen und sogar adipösen (fettleibigen) Menschen mit einem Body-Mass-Index (BMI) von über 30 ist in den letzten Jahren – vor allem in den westlichen Industrieländern – dramatisch angestiegen. Der Body-Mass-Index beschreibt das Verhältnis von Gewicht und Körpergröße: Dazu dividieren Sie Ihr Körpergewicht (in Kilogramm) durch Ihre einmal mit sich selbst multiplizierte Körpergröße (in Metern). Der Wert sollte auf jeden Fall immer unter 29 liegen, im Idealfall nur knapp über 20.

So können Sie Ihren Body-Mass-Index schnell selbst errechnen:

$$BMI = \frac{\text{Körpergewicht (in Kilogramm)}}{\text{Körpergröße x Körpergröße (in Metern)}}$$

Alter + BMI	niedrig	in Ordnung	zu hoch
19-24 Jahre	18	19-24	25-28
25-34 Jahre	19	20-25	26-29
35-44 Jahre	20	21-26	27-30
45-54 Jahre	21	22-27	28-31
55-64 Jahre	22	23-28	29-32
über 64 Jahre	23	24-29	30-33

Der Body-Mass-Index – er galt lange als der »Goldstandard« zur Bestimmung von Übergewicht – setzt aber nur das Körpergewicht in Relation zur Körpergröße. Der BMI berücksichtigt weder das Geschlecht und die Statur noch die Fettverteilung am Körper eines Menschen. Experten bezweifeln inzwischen, dass der 1832 von Adolphe Quetelet entwickelte Index noch eine wirkliche Aussagekraft besitzt.

Medizinforscher der Münchner Ludwig-Maximilians-Universität (LMU) haben in einer Studie nachgewiesen, dass der Taillenumfang einer Person eine größere Rolle für ihre Gesundheit spielt als der BMI. In der 2010 veröffentlichten Studie (*JClinEndocrin Metab*, April 2010) über den Aussagewert des BMI bezüglich gesundheitlicher Risiken wie Schlaganfall oder Herzinfarkt kam Dr. Harald Schneider zum Ergebnis, dass der BMI keine aussagekräftigen Werte liefert. Für die Einschätzung, ob eine übergewichtige Person ein erhöhtes Krankheitsrisiko trägt, ist die Waist-to-Hip-Ratio (das Verhältnis zwischen Taillen- und Hüftumfang,/abgekürzt WHR) von größerer Bedeutung:

WHR = Taillenumfang (in cm) : Hüftumfang (in cm)

Das Kürzel WHR für die Waist-to-Hip-Ratio beschreibt das Verhältnis des Taillenumfangs zu dem der Hüfte und verrät, wo am Körper die Fettdepots sitzen. Die an Gesäß, Hüften und Oberschenkeln sind weniger gefährlich als die am Bauch. Besonders kritisch sind Fettdepots im Bauchraum. Das innere Bauchfett ist hormonell aktiv, fördert Entzündungen und produziert Fettsäuren, die in der Leber in andere Fette umgebaut werden. Damit steigt das Risiko für Folgeerkrankungen wie Diabetes Typ 2 und Bluthochdruck. Für den WHR wird der Taillenumfang durch den Hüftumfang dividiert. Optimal ist ein WHR unter 0,8, noch im Toleranzbereich ist ein WHR von 0,8 bis 0,85. Liegt der Quotient über 0,85, ist das ungünstige (= gefährliche) Fettdepot rund um den Bauchnabel definitiv zu groß.

Mit zunehmendem Alter sinkt
unser Kalorienbedarf

Wie Sie aus den Berechnungen von Grundumsatz und BMI ersehen können, spielt auch das Alter dabei eine Rolle. Denn mit dem Alter nimmt die Muskelmasse des Körpers ab, und mit dem Rückgang der Muskelmasse sinkt leider auch der Grundumsatz, also der Kalorienbedarf einer Person im Ruhezustand. Und während der Kalorienbedarf kontinuierlich geringer wird, bewegen sich viele Menschen im Alter auch immer weniger. Das reduziert ihren Bedarf noch zusätzlich.

Im Alter braucht der Mensch bis zu 500 Kalorien weniger am Tag. Wer das ignoriert, nimmt unweigerlich zu. Wenn man sich als junger Mensch an die Zufuhr einer bestimmten Kalorienmenge pro Tag gewöhnt hat und diese mit dem Älterwerden nicht herunterfährt, wird man zwangsläufig an Gewicht zulegen. Das erklärt, warum viele Menschen mit den Jahren langsam, aber stetig dicker werden, selbst wenn sie nicht mehr essen als früher. Denn auch hier stehen uns sozusagen unsere steinzeitlichen Gene im Weg: Unser Körper rückt seine gespeicherten Energiereserven nicht freiwillig heraus, denn die könnten wir ja in schlechten Zeiten mal dringend brauchen, das heißt, er folgt immer noch derselben uralten Überlebensstrategie. Auch wenn wir heute mindestens in einer Rundumversorgung, wenn nicht gar im Überfluss leben – unser Körper ist immer noch auf die Vorsorge für Hungersnöte programmiert.

Weshalb Diäten fast nie zu dauerhaftem Erfolg führen

In der Reality-TV-Show »The Biggest Loser«, die auch im deutschen Fernsehen ausgestrahlt wurde, kämpfen stark übergewichtige Teilnehmer darum, gewaltige Gewichtsmengen, mitunter über 100 Kilo (pro Person!), abzunehmen. Die Showidee stammt aus den USA. Nach der achten US-TV-Staffel lagen den Verantwortlichen Langzeitergebnisse vor, die zum Gegenstand einer Forschungsstudie wurden, da man herausfinden wollte, warum die Kandidaten, die im Rahmen der ersten »The Biggest Loser«-Staffel Hunderte Pfund losgeworden waren, danach wieder heftig zugelegt hatten. Denn die meisten Teilnehmer hatten es leider nicht geschafft, ihr neues, geringeres Gewicht längerfristig zu halten, und ihr Kummer über den ausbleibenden Langzeiterfolg war gewaltig. Das Ergebnis der Studie erklärt, was es Menschen so schwer macht, ihr neues Gewicht nach einer Diät auch dauerhaft zu stabilisieren.

Ein Teilnehmer an der ersten amerikanischen Showstaffel war in sieben Monaten stattliche 239 Pfund losgeworden. Der Mann hatte seinen fettleibigen Körper in den eines schlanken, ranken Adonis verwandelt und ein völlig neues Lebensgefühl gewonnen. Doch allen positiven Auswirkungen zum Trotz war es ihm nach dem Ende der Staffel nicht gelungen, sein neues Traumgewicht zu halten.

Nach und nach hatte er mehr als 100 Pfund wieder draufgepackt – und mit diesem traurigen Ergebnis stand er nicht allein da.

Laut der Studie haben die meisten Teilnehmer von »The Biggest Loser« ihre so mühsam abgeworfenen Kilos und Pfunde wieder zugenommen. Einige wiegen jetzt sogar noch mehr als vor der Show – eine bittere Enttäuschung! Die Studie lieferte den Wissenschaftlern jedoch aufschlussreiche Erkenntnisse über die Physiologie der Fettleibigkeit und die Erklärung, weshalb so viele Menschen vergeblich darum kämpfen, die mithilfe von Diäten »verlorenen« Kilos auf Dauer von ihrem Körper fernzuhalten. Die Ursache hierfür ist der sogenannte Ruhemetabolismus, der bestimmt, wie viele Kalorien eine Person im Ruhezustand verbrennt.

Wie Sie bereits wissen, hängt der individuelle Kalorienverbrauch vom jeweiligen Grund- und Arbeitsumsatz eines Menschen ab. Die Kalorien, die Ihr Körper für die Aufrechterhaltung all seiner organischen Funktionen benötigt, ergeben den Grundumsatz. Dieser macht circa 70 Prozent des täglichen Kalorienverbrauchs aus und liegt bei Männern höher als bei Frauen; sie haben einen etwa 10 Prozent niedrigeren Grundumsatz. Außerdem sinkt der Grundumsatz mit dem Älterwerden, weil unsere Muskelmasse dahinschwindet. Je mehr Muskeln wir besitzen, desto höher ist unser Grundumsatz. Deswegen nehmen viele Menschen jenseits der vierzig kontinuierlich zu, auch wenn sie nicht mehr essen als vorher. Zwar wird der Grundumsatz als eine Art »Veranlagung« bis zu einem gewissen Grad vererbt, aber wir können seine Höhe trotzdem nach oben oder unten verschieben. Wer viele Diäten absolviert, verringert damit ungewollt und nichts ahnend seinen Grundumsatz, denn der Körper gewöhnt sich mit jeder Diät an die immer niedrigere Kalorienzufuhr und pendelt sich darauf ein. Unser Körper reagiert schlau: Er fährt einfach seinen Verbrauch herunter.

Nicht erwartet hatten die Wissenschaftler jedoch das Forschungsergebnis, dass ein gesunkener Grundumsatz auch nach Jahren nicht wieder auf ein normales Niveau ansteigt, sondern unverändert niedrig bleibt. Der Stoffwechsel der »Biggest-Loser«-Kandidaten erholte sich nicht wieder, und deshalb fiel es ihnen doppelt und dreifach schwer, ihr neues Gewicht zu halten. Sie hätten ihr Leben lang auf Diät bleiben müssen, und ein solches »Leben im Verzicht« packt kein Mensch.

Unser Körper reagiert auf einen großen Gewichtsverlust also nicht mit Dankbarkeit, wie wir vermuten würden, sondern mit »Sabotageakten« – als wollte er sich die verlorenen Pfunde unbedingt wieder zurückholen. In Reaktion auf das Abnehmen bildet der Körper nämlich weniger aktive Schilddrüsenhormone und verlangsamt dadurch seinen Stoffwechsel. Außerdem sinkt der Spiegel des Hormons Leptin, das eine Dämpfung des Hungergefühls bewirkt. Ein niedriger Leptinspiegel verursacht also ständige Hungergefühle, wogegen die oder der Betroffene siegreich ankämpfen muss. Die dazu nötige beinahe übermenschliche Disziplin kann niemand ein Leben lang aufbringen, eine solche Askese lässt sich auf Dauer nicht durchhalten.

Stoffwechsel auf Sparflamme

Doch der gesunkene Grundumsatz ist nur ein Grund, weshalb herkömmliche Diäten nicht funktionieren und auf Dauer sogar dicker machen anstatt schlanker. (Hier tritt auch der berühmte Jo-Jo-Effekt in Erscheinung.) Bei einer langen Hungerkur greift der Körper zuerst auf die Zuckerdepots in den Muskeln zu, das heißt, er baut Muskelmasse ab und holt sich leider erst im Anschluss seine Energie aus den Fettspeichern. Nun sind die Muskeln aber unsere »Brennöfen«, und wir können unser Fett nur in diesen körpereigenen Kraftwerken verbrennen. Je mehr wir davon haben, umso höher liegt unser Kalorienverbrauch. Deswegen haben Athleten (»Muskelpakete«) einen höheren Grundumsatz als Menschen mit nur schwach ausgebildeter Muskulatur.

Eine geringere Muskelmasse senkt aber den Grundumsatz, also die Energiemenge, die wir täglich (ver)brauchen. Im Idealfall, soll heißen, wenn wir unsere Muskeln regelmäßig anstrengen, macht die gesamte Muskulatur etwa 40 Prozent unseres Körpergewichts aus. Trainierte Muskeln funktionieren bis ins hohe Alter und bauen sich auch langsamer ab. Eine größere Muskelmasse ist also ein weiterer Garant für eine schlanke Linie und lebenslange Fitness. Mehr dazu erfahren Sie im letzten Kapitel.

Außerdem denkt unser Körper mit, wie Sie bereits wissen! Wenn Sie Ihren Körper also häufig mit Diäten traktieren, schätzt er das Risiko einer zukünftigen neuerlichen Hungerphase als hoch ein. Daher verhält er sich nach der Diät als besonders guter Futterverwerter, und deshalb schlägt nun auch jede Kalorie gleich doppelt an. Damit schnappt die berüchtigte Jo-Jo-Falle zu: Viele nehmen nach einer Diät schnell wieder zu und bringen nach einer Weile sogar mehr Pfunde auf die Waage als vorher.

Unser egoistisches Gehirn

Ein weiteres Argument gegen Diäten liefert uns die »Selfish Brain-Theorie«. Nach der Theorie des Adipositas-Spezialisten und Diabetologen Professor Achim Peters von der Universität Lübeck könnte chronischer Stress u. a. auch für Diabetes Typ 2 verantwortlich sein. Denn unser »egoistisches Gehirn« reklamiert jede Menge Energie für sich. Obwohl das Gehirn nur etwa 2 Prozent des Körpergewichts eines Menschen ausmacht, beansprucht es gut die Hälfte des Zuckers, der täglich in Form von Kohlenhydraten mit der Nahrung aufgenommen und dann im Rahmen der Verdauung in eine Form von Traubenzucker (Glukose) umgewandelt wird.

Bei Dauerstress kann der Energiehaushalt schnell aus dem Gleichgewicht geraten, denn dann fordert das Gehirn sogar bis zu 90 Prozent des Zuckers für sich. Und als Konsequenz des extrem erhöhten Energiebedarfs sinkt der Blutzuckerspiegel. Bei einer erstmaligen »Unterzuckerung« startet das Gehirn sein Stressprogramm, bei dem viel Cortisol ausgeschüttet wird. Dieses Stresshormon hilft dabei, aus den Körperspeichern Brennstoff für das Gehirn freizusetzen. Kommt es zu einer erneuten Unterzuckerung, fällt diese Stressreaktion schon schwächer aus. Und mit jeder Wiederholung lässt die Intensität der Stressreaktion nach, der Cortisolspiegel steigt nicht mehr an.

In der Folge kann das Gehirn aus den Körperreservoirs nicht mehr genügend Energie abziehen. Als Gegenmaßnahme zu dieser Fehlprogrammierung, das heißt, um sich die dringend benötigte Energie zu beschaffen, setzt das egoistische Gehirn seinen Besitzer unentwegt mit Heißhungerattacken unter Druck. So löst es sein Energieproblem und sorgt als »Nebenwirkung« dafür, dass der betreffende Mensch stetig an Gewicht zulegt. Je weniger Energie das Gehirn auf Dauer erhält, desto mehr wächst außerdem die Gefahr, einen Typ-2-Diabetes auszubilden.

Kurze Auszeiten statt lebenslänglicher Diäten

Diäten sind vielen Menschen nicht nur ein Graus, sondern – wie unsere Ausführungen zeigen – langfristig gesehen meist auch völlig nutzlos. Eiserne Disziplin beim Essen lässt sich über Wochen hinweg im Alltag nur schwer durchhalten und raubt einem Lebensfreude, außerdem bringen Diäten (fast) nie den gewünschten Erfolg. Wie weiter oben schon ausführlich dargelegt, haben die meisten »Hungerkünstler« ihre mühsam abgenommenen Pfunde oft schon nach kurzer Zeit wieder drauf, und viele bringen infolge ihres reduzierten Grundumsatzes und des Jo-Jo-Effekts einige Zeit nach ihrer Diät sogar mehr Kilos auf die Waage als vorher. Hier ist der Frust vorprogrammiert. Dagegen kann nur eine radikale Umstellung der

Ernährungsgewohnheiten helfen – ein großer Schritt, den zu gehen nicht jeder bereit oder in der Lage ist.

Deshalb bieten wir allen, die weder ihre Ernährungsgewohnheiten ändern, noch eine weitere Diät machen möchten, aber mit ihrem Gewicht unzufrieden sind, eine einfache, erfolgreiche Lösung an: die »6:1-Diät«.

Denn wir können weder den zahlreichen, in unserem Alltag an allen Ecken und Enden lauernden Verführungen noch der von der Evolution vorgegebenen Programmierung unserer Zellen entkommen, aber wir können unseren Genen ein Schnippchen schlagen! Das erlaubt uns, unseren lieb gewonnenen Lebensstil beizubehalten und trotzdem unser Körpergewicht zu regulieren, so wie unsere Ururahnen, die Jäger und Sammler von einst.

Abnehmen leicht gemacht

Stellen Sie sich Ihren Körper einmal als Maschine vor – als Maschine, die Kraftstoff braucht, um zu funktionieren. Unter normalen Bedingungen bezieht sie diesen Kraftstoff in Form von Kalorien aus unserer Nahrung. Wenn wir aktiv sind und uns bewegen, verbrauchen wir diese Energie auch wieder – im Normalfall. Doch wir leben in einer Ausnahmesituation. Wir essen mehr, als wir verbrauchen, wir nehmen nicht nur mehr Energie zu uns, als wir benötigen, wir verbrennen den Überschuss auch nicht, weil wir uns kaum noch bewegen. Und wie es schon bei unseren Vorfahren war, so speichert auch unser Körper diesen Überfluss dankbar und legt als Vorsorge für kommende »magere Tage« lebenswichtige Fettdepots an.

Doch genau diese Hungerphasen von einst fehlen in unserem modernen Lebensstil, und deshalb nehmen wir zu. Mit der »6:1-Diät« reagieren Sie deswegen intelligent auf dieses evolutionäre Muster und brechen aus dem Teufelskreis der modernen »Überfütterung« wieder aus. Es könnte nicht einfacher und schneller gehen, die überflüssigen Pfunde wieder »abzuschmelzen« und nebenbei fit und gesund zu werden. Stürzen Sie sich jetzt voller Freude in dieses Abenteuer!

ZUSAMMENFASSUNG

Was für die »6:1-Diät« spricht:

- Jeder Zweite in Deutschland leidet unter Übergewicht. Tendenz steigend.
- Herkömmliche Diäten haben »normales« Essen abgelöst. Doch der Erfolg vieler Hungerkuren ist – wenn überhaupt vorhanden – nicht von Dauer.
- Wenn altbekannte Methoden versagen, ist es höchste Zeit, einen ganz neuen Weg zu beschreiten: mit der »6:1-Diät«.
- Die »6:1-Diät« bedeutet: Sie essen 6 Tage wie gewohnt und verzichten nur 1 Tag pro Woche komplett auf feste Nahrung.
- Die Evolution zeigt: Fasten liegt in der menschlichen Natur, und unser Organismus ist bestens dafür gerüstet.
- Viele Menschen wollen einfach nur abnehmen und nicht ihre Ernährungsgewohnheiten grundsätzlich verändern.
- Mit der »6:1-Diät« verringert sich nicht nur Ihr Gewicht kontinuierlich, mittel- und langfristig verbessert sich auch Ihr Gesundheitszustand insgesamt.
- Es kommen keine Hungergefühle auf, weil der Körper auf seinen Kohlenhydratspeicher zugreift.
- Beim Kurzfasten gibt es keinen Jo-Jo-Effekt, weil der Körper seinen Grundumsatz nicht herunterfährt.
- Beim Fasten bleibt der Insulinspiegel in der Balance.

KAPITEL 2

Belohnungsaufschub –

wie Selbstkontrolle uns zu einem gesünderen Leben verhilft

Das größte Hindernis, das uns beim Fasten im Weg steht, ist die Angst: zuerst die Angst vor der Entscheidung und dann die Angst vor den Versuchungen. Soll ich fasten oder lieber doch nicht? Und wie kann es mir gelingen, trotz der überall lauernden Verführungen einen ganzen Tag lang aufs Essen zu verzichten und dabei nicht zu leiden? Zwei Psychologen haben mit ihren Experimenten gezeigt, wie wir die Entscheidungsfindung beeinflussen und unsere Selbstdisziplin stärken können. Es gibt einfache, aber wirksame Strategien, die uns dabei helfen, den Schritt aufs unbekannte Terrain zu wagen und den Weg dann auch durchzuhalten.

Bevor Sie sich für oder gegen das Fasten und die »6:1-Diät« entscheiden, wollen wir einen Blick auf den Prozess unserer Entscheidungsfindung allgemein werfen. Denn wie und wann wir eine Entscheidung fällen, hat »entscheidenden« Einfluss auf das Ergebnis. In unserem Gehirn haben verschiedene Bereiche verschiedene Aufgaben. So spielt beispielsweise der linke Frontallappen eine wichtige Rolle bei Entscheidungen, die auf unserem Wissen über Tatsachen beruhen. Dieser seiner Lage nach auch »Stirnlappen« genannte Teil des Gehirns ist eine komplex aufgebaute Struktur, hier im *Lobus frontalis* befindet sich die Steuerungszentrale für die Bewegungen (»Motorik«). Sein vorderster Teil, der sogenannte präfrontale Kortex (PFK), gilt als »Sitz der Persönlichkeit«, denn hier ist unsere Fähigkeit zum Nachdenken, zur Konzentration wie auch unsere Emotionen (auch der Humor!) verankert. Der PFK zieht alle verfügbaren Argumente und logischen Gründe heran, wenn eine Entscheidung ansteht. Ich nenne ihn den »rationalen Entscheider«.

Ein anderer Bereich des Gehirns, speziell im Hippocampus, einer Schaltzentrale des limbischen Systems, ist ebenfalls in die Entscheidungsfindung involviert. Dieser Teil berücksichtigt dabei jedoch alle unsere Emotionen und Stimmungen. Ich bezeichne ihn als den »emotionalen Entscheider«. Hier spielt im Moment der Entscheidung unsere aktuelle Stimmungslage eine »entscheidende« Rolle. Unter diesem Einfluss sind wir geneigt, Überlegungen bezüglich der Zukunft und darüber, welche Vorteile uns eine bestimmte Entscheidung auf lange Sicht einbrächte, auszublenden und nur kurzfristig zu denken.

Beide Seiten, die der Ratio, der logischen Argumente, und die der emotionalen Verfassung liegen also im Widerstreit, ganz gleich, ob es um wichtige oder triviale Entscheidungen geht. Unter diesem Einfluss ringen wir mit unserer Entscheidung, versuchen das zu finden, was wirklich zählt. Aber welche Seite gewinnt die Oberhand? Lassen wir uns von unserem momentanen Gefühl leiten oder entscheiden wir lieber auf der Basis rationaler Gründe mit Blick auf die Zukunft? Das liegt allein bei uns selbst.

Und deshalb hier mein Rat: Treffen Sie Ihre Entscheidung für das Fasten und die »6:1-Diät« erst, wenn Sie ruhig und entspannt sind und sich nicht gerade mit vielen Anforderungen oder Problemen konfrontiert sehen. Eine sinnvolle Entscheidung, die ein zukünftiges Ereignis betrifft, können Sie nur in ausgeglichenem Zustand fällen. Denn Sie erfahren die Vorteile des Fastens ja nicht unmittelbar, sondern erst in naher Zukunft – wenn Sie es ausprobiert haben.

Zu dieser Vorgehensweise rate ich Ihnen aus einem triftigen Grund: Wenn Ihr »rationaler Entscheider« gerade mit vielen anderen Dingen und Problemen beschäftigt ist und dort Entscheidungen anstehen, hat der »emotionale Entscheider« leichtes Spiel und wird hier den Sieg davontragen. Aber er ist ein schlechter Ratgeber, unter seinem Einfluss werden Sie tausend Ausreden und Entschuldigungen finden, warum das Fasten für Sie grundsätzlich oder gerade jetzt nicht infrage kommt. Hat der »emotionale Entscheider« das Sagen, zählt keines der rationalen Argumente, die auf einen gesünderen Lebensstil und ein zukünftiges besseres Leben abzielen.

Dieses Wissen um die verschiedenen Wege bei einer Entscheidungsfindung gründet auf den Studien von George Miller, der als Professor für Psychologie an der Universität von Princeton in New Jersey, USA, geforscht und gelehrt hat. In den späten Fünfzigerjahren interessierte er sich vor allem für die Frage, wie wir Menschen eigentlich zu unseren Entscheidungen kommen und welche Kapazität unser Kurzzeitgedächtnis hat. Durch seine Studien hatte Miller auch herausgefunden, auf welche Weise und mit welchen Mitteln wir Entscheidungen treffen können, die für unsere Gesundheit und unser Wohlergehen langfristig gut sind.

Bei einer inzwischen berühmten Studie stellte Prof. Miller den Teilnehmern die Aufgabe, eine bestimmte Zahl auswendig zu lernen. Sie wussten allerdings nicht, dass man ihnen unterschiedlich lange Zahlenreihen aufgab. Manche Teilnehmer bekamen nur zwei Zahlen, zum Beispiel die »12«. Andere mussten sich eine siebenstellige Zahl wie »1212125« ins Gedächtnis einprägen. Hatte jeder von ihnen seine Zahl intus, musste er den Raum verlassen und in ein anderes Zimmer gehen, wo man ihn dann bat, die Zahl zu nennen.

Auf ihrem Weg in den anderen Raum begegneten die Probanden auf dem Flur unverhofft einer jungen Frau, die ihnen als Dank für ihre Studienteilnahme eine Süßigkeit anbot. Die »Gedächtniskünstler« durften dabei zwischen einem Riesenstück Schokoladenkuchen und einem Fruchtsalat wählen. Die überwältigende Mehrheit derjenigen, die eine siebenstellige Zahl im Kopf behalten mussten, entschied sich für den Kuchen, obwohl die Leute natürlich mehr oder weniger alle wussten, dass er sehr kalorien- sowie fettreich und eigentlich schlecht für ihre Gesundheit war. Die Teilnehmer, die sich nur an eine zweistellige Zahl zu erinnern brauchten, entschieden sich mehrheitlich für den gesunden Obstsalat. Ein überraschendes Ergebnis, das viel aussagt!

Unsere Aufnahmekapazität ist begrenzt

Da man den gerade geschilderten Versuch oft und mit zahlreichen Teilnehmern wiederholt hatte, war das Ergebnis valide, das heißt statistisch belastbar, und es konnte ein Zufall (der berüchtigte »Lotterieeffekt«) ausgeschlossen werden. Aus diesem Studienergebnis leitete George Miller dann seine berühmte Theorie »The magic numbers 7 +/– 2« ab, die besagt, dass der Mensch über die Fähigkeit verfügt, bis zu 7 verschiedene Informationen gleichzeitig bewusst wahrzunehmen, aber etwas, das darüber hinausreicht, kaum mehr. Heißt: Eine Zahlenreihe aus 7 Ziffern können wir uns noch merken, aber bei 9 Ziffern geraten wir schon ins Schwimmen, eben weil das menschliche Auffassungsvermögen begrenzt ist. In diesem Fall wäre unser »rationaler Entscheider« total damit beschäftigt und ausgelastet, sich die 7 Ziffern zu merken, und deshalb könnte der »emotionale Entscheider« die Oberhand gewinnen und unsere Entscheidung zwischen der Kalorienbombe Schokokuchen und dem gesunden, leckeren Obstsalat beeinflussen. Genau durch diese Grenzen der menschlichen Aufnahme- und Verarbeitungsfähigkeit erklärt sich der Ausgang des oben beschriebenen Tests.

Und dieser Test lässt sich auf alle Bereiche übertragen. Wenn Sie in einer Lebensphase stecken, in der Sie sich gerade mit vielen Aufgaben, Terminen und Problemen herumschlagen müssen, kann das zu einer Überlastung auf der rationalen Entscheidungsebene führen. In diesem Fall würde der »emotionale Entscheider« ans Ruder gelangen und Sie dazu anstiften, emotionale Entscheidungen zu fällen, die sicher nicht immer günstig wären, weil sie nur auf kurzfristige Ziele ausgerichtet sind.

Dieses Wissen über die Entscheidungswege unseres Gehirns können Sie übrigens auf alle Situationen Ihres Lebens anwenden. Durch Untersuchungen gut dokumentiert ist beispielsweise auch die Erkenntnis, dass das Nebenher-Essen beim Fernsehen zu übermäßigem Konsum führt, und das aus demselben Grund: Das Geschehen im Fernseher zieht unseren »rationalen Entscheider« so in seinen Bann, dass der »emotionale Entscheider« die Führung übernehmen kann. Unter seinem Einfluss neigen wir zu unvernünftigem Handeln, sprich wir essen mehr, als wir tatsächlich zur Sättigung brauchen. Dieses Prinzip erklärt auch, warum Menschen mehr Snacks nebenbei futtern, wenn sie am Computer sitzen und konzentriert arbeiten oder spielen.

Haben Sie den richtigen Zeitpunkt abgewartet und Ihre Entscheidung zugunsten des Fastens getroffen, folgt der nächste Schritt: Jetzt gilt es, Ihr Durchhaltevermögen optimal zu stärken. Auch hierfür gibt es wirksame Strategien.

Dazu sollten wir uns einige von Walter Mischel durchgeführte Studien und ihre Ergebnisse ansehen. 1930 in Österreich geboren, nach dem »Anschluss« Österreichs 1938 mit seinen Eltern in die USA geflohen, studierte Mischel an der Ohio State Unversity und promovierte 1956 in klinischer Psychologie. Er hat sich der Erforschung der menschlichen Persönlichkeit verschrieben und noch heute den Robert-Johnston-Niven-Lehrstuhl an der Columbia University inne. Der weltberühmte Marshmallow-Test mit Kindern stammt von ihm.

Marshmallows kamen ursprünglich aus Frankreich und sind mittlerweile eine in den USA und vielen anderen Ländern der Welt beliebte Süßigkeit. Optisch erinnern sie an Wattebäusche, und über ihren Geschmack lässt sich streiten. Aber vor allem Kinder lieben dieses schaumige Gemisch aus Eischnee, Geliermittel und (hauptsächlich) Zucker. In den 1960er-Jahren führten Walter Mischel und seine Mitarbeiter das legendäre Marshmallow-Experiment an der Bing Nursery School der Stanford University durch. Dazu wurden Vorschulkinder im Alter von vier bis fünf Jahren zu einem Spiel eingeladen. Jedes einzelne Kind wurde dabei vor die dieselbe Situation gestellt: Es bekam einen Marshmallow und durfte ihn auch gleich essen, es hatte aber auch die Wahl, ihn 15 Minuten vor sich auf dem Tisch liegen zu lassen, um – nachdem die Wartezeit verstrichen war – zur Belohnung für seine Willensstärke einen zweiten Marshmallow zu kassieren.

Was in Ihren Augen leicht erscheinen mag, stellte jedes der Kinder vor eine große Herausforderung: auf die sofortige Erfüllung seines Verlangens nach der Süßigkeit zu verzichten, um dafür nach dem Verstreichen einer bestimmten Wartezeit (für Kinder ist eine Viertelstunde lang!) zusätzlich eine Belohnung zu kassieren. Bei den ersten Tests beobachteten die Forscher die Kinder durch die Einweg-Glasscheiben des Spielraums in der Vorschule. Spätere Testreihen wurden auch gefilmt, und die Videos zeigen auf amüsante Art, wie jedes einzelne Kind mit sich und der Versuchung kämpfte. Denn nachdem das Kind den ersten Marshmallow bekommen hatte, der nun verführerisch vor ihm auf dem Tisch lag und förmlich darum bettelte, verschlungen zu werden, musste es seine Wahl treffen. Entschied sich das Kind fürs Warten, verließ der Versuchsleiter den Raum und ließ es allein zurück – mit dem verlockenden Marshmallow in greifbarer Nähe. Daneben lag außerdem eine Glocke, mit der das Kind den Spielleiter zurückholen konnte, wenn es nicht mehr länger warten, sondern die Süßigkeit unbedingt gleich essen wollte. In diesem Fall erhielt das Kind allerdings keine Belohnung. Bewies das Kind aber Durchhaltevermögen und klingelte den Versuchsleiter nicht herbei, kehrte dieser nach etwa 15 Minuten zurück und gab dem Kind seinen Extra-Marshmallow.

Auf diese Weise wollten die Forscher herausfinden, wie lange Kinder ihr Verlangen nach einer verfügbaren Süßigkeit zügeln können, wenn sie die Aussicht auf eine Belohnung haben – hier in Form des zweiten Marshmallows.

In dem geschilderten Experiment hatte die Mehrzahl der Kinder entweder sofort geläutet oder maximal eineinhalb Minuten »durchgehalten«. Sie wurden in dem Versuch als *low delayer* bezeichnet, was wörtlich übersetzt »niedrige Verzögerer« heißt und die »Ungeduldigen« beschreibt. Einige wenige Kinder hatten die Wartezeit auf ihre Belohnung jedoch gut gemeistert. Das waren die *high delayer*, die »Geduldigen«; sie waren in der Lage gewesen, ihren Belohnungswunsch sehr lange aufzuschieben. Mit diesem Experiment wollte Mischel herausfinden, welche Aspekte einer Persönlichkeit aktiviert werden müssen, um den Aufschub eines Belohnungswunschs durchzuhalten. Die Wissenschaftler konnten beobachten, dass die Fähigkeit der Kinder zur Selbstkontrolle, also die Fähigkeit, einer Versuchung zu widerstehen und stattdessen auf die in Aussicht gestellte Belohnung zu warten, bereits in diesem jungen Alter sehr unterschiedlich ausgeprägt war und sich die Kinder bei dem Experiment auch insgesamt unterschiedlich verhielten.

Warum sich Geduld auszahlt

Noch aufschlussreicher waren jedoch die Ergebnisse weiterer Studien – die Forscher haben alle teilnehmenden Kinder des Marshmallow-Tests über die Jahre hinweg begleitet und ihren weiteren Lebensweg in Zehn-Jahres-Zyklen systematisch untersucht. So stellte sich heraus, dass sich die *high delayer* nicht nur besser konzentrieren konnten als die *low delayer*, sie waren auch selbstbewusster, hatten bessere Schulnoten erzielt und bei Intelligenztests erfolgreicher abgeschnitten. Außerdem kamen sie leichter mit Frustrationen und Stress klar. Im weiteren Verlauf ihres Lebens hatten die *high delayer* die höhere Anzahl von Uni-Abschlüssen vorzuweisen, ihre Beziehungen waren stabiler und sie selbst schlanker geblieben als die *low delayer*. Die »Geduldigen« gingen stärker planerisch vor und besaßen die bessere, stabilere Motivation und die größeren Fähigkeiten, ihre Ziele zu verfolgen.

In der Folge, also im Lauf der Jahre bzw. Jahrzehnte, bescherte der Marshmallow-Versuch den Psychologen weitere überraschende und weitreichende Ergebnisse über die Persönlichkeitsmerkmale ihrer einstigen »Versuchskaninchen«, der *high delayer* wie auch der *low delayer*. Wichtiger und im wissenschaftlichen Sinn quantifizierbarer war jedoch ein Vergleich der SAT-Werte der Jugendlichen. (Die Abkürzung SAT steht für *Scholastic Assessment Test*, dabei handelt es sich um einen in den USA üblichen, standardisierten Test, den alle Bewerber um einen Studienplatz an einer amerikanischen Universität routinemäßig absolvieren müssen.) Je besser das Testergebnis, desto höher die Chancen des Bewerbers, einen Studienplatz an einer renommierten amerikanischen Hochschule zu ergattern. Auch bei diesen SAT-Tests erzielten die *high delayer* aus dem Marshmallow-Experiment die höheren Punktzahlen.

Nun legt das Ergebnis die Vermutung nahe, die betreffenden Persönlichkeitsmerkmale seien genetisch bedingt und damit unserem eigenen Einfluss entzogen. Kann das Ergebnis eines Vorschultests (wie etwa das Marshmallow-Experiment) denn auch etwas darüber aussagen, wie erfolgreich wir später in unserem Leben sein werden? Spielt die Fähigkeit, zugunsten eines höheren Ziels auf eine sofortige Befriedigung zu verzichten (»Belohnungsaufschub«), dabei eine entscheidende Rolle? Und wie können sehr unterschiedliche Entscheidungsmuster im Alltag mit dieser Fähigkeit zum Belohnungsaufschub verbunden sein? Die Antworten auf diese Fragen werden für Sie von einiger Wichtigkeit sein, wenn Sie sich für das Kurzzeit-Fasten entscheiden. Denn Selbstkontrolle ist trainierbar.

Die Wenn-dann-Strategie

Der eine Fastentag innerhalb einer Woche ist im Grunde nichts anderes als eine Art »Marshmallow-Test«: Sie müssen sich für eine zukünftige Belohnung (Gewichtsverlust, bessere Gesundheit) vom Genuss des sofortigen Essens zurückhalten (Fasten). Könnten Sie denn Ihrer eigenen Einschätzung nach zugunsten einer in der Ferne auf Sie wartenden Belohnung einen Tag aufs Essen verzichten? Ich glaube, Sie können das, weil der Mechanismus derselbe ist wie beim Marshmallow-Test. Und Prof. Mischels weiterführende Forschungen auf diesem Gebiet lieferten entsprechende Erkenntnisse. Zwar spielen Gene (d. h. die »Veranlagung«) eine Rolle, aber Erziehung, Umwelt und Erfahrungen haben einen weitaus größeren Einfluss.

Doch nicht vor jedem Kind, das beim Marshmallow-Test »versagt« hatte, lag ein armes, erfolgloses Leben. Denn wie Prof. Mischel in späteren Folgestudien herausfand, hatte sich ein Viertel der Teilnehmer-Kinder verändert, aus einstigen »Ungeduldigen« waren »Geduldige« geworden und umgekehrt. Es gibt also bestimmte Strategien, die uns dabei helfen, Selbstkontrolle und Selbstdisziplin zu erlernen und uns darin zu steigern – und diese Tugenden lassen sich trainieren. Nach Walter Mischel funktioniert das über die Macht der Gedanken: »Wir können ändern, was die Dinge mit uns machen, indem wir anders über sie denken.« Eine Erfolg versprechende Strategie ist es, sich »Wenn, dann ...«-Kategorien zu erschaffen, das heißt, seine Gedanken auf das Ziel zu fokussieren, das man erreichen möchte: »Wenn ich das mache, dann bekomme ich jenes«.

Mir als Wissenschaftler stellte sich die brennende Frage, die sich unmittelbar aus den Ergebnissen des Marshmallow-Tests ergibt: Lassen sich diese Ergebnisse auch auf andere Lebensbereiche übertragen? Die Teilnehmer-Kinder am ursprünglichen Marshmallow-Test stammten aus privilegierten Familien, was die Ergebnisse beeinflusst haben könnte. Deswegen wurde das Experiment später mit Kindern aus der New Yorker Bronx wiederholt, einem für damalige Verhältnisse sehr unterprivilegierten Stadtteil. Die Ergebnisse waren jedoch dieselben wie bei der früheren Originalstudie – also unabhängig vom soziokulturellen Hintergrund der Kinder.

Das bedeutet: Jeder Mensch, unabhängig von seiner Herkunft, Schicht oder Ethnie, kann von der Fähigkeit, zugunsten einer Belohnung kurzfristig Verzicht zu üben, profitieren. Und diese Fähigkeit zum »Belohnungsaufschub« ist trainierbar; es kommt dabei nur auf die Planung an.

»Vorbereitung« heißt das Zauberwort. Und dazu möchte ich Sie in die griechische Mythologie entführen, zu Odysseus, dem Herrscher über Ithaka und listenreichen Erfinder des berühmten Trojanischen Pferdes. Odysseus wusste, wie Versuchung funktioniert und wie man sie schlau für sich nutzen kann. Als die Eroberung der Stadt Troja durch die Griechen auch nach zehnjähriger Belagerung nicht gelungen war, ließ Odysseus seine Leute ein riesiges Holzpferd bauen und als »Weihegeschenk an die Göttin Athene« vor dem Stadttor aufstellen. Das aus Balken gezimmerte Kunstwerk muss wirklich einzigartig gewesen sein – dass sich in seinem Bauch ein Haufen griechischer Soldaten verbarg, konnten die Trojaner ja nicht ahnen, zumal die Griechen den Abzug ihrer Armee vorgetäuscht hatten … Sämtlichen Warnungen aus den eigenen Reihen zum Trotz zogen die Trojaner das Pferd und damit ihre Feinde in die Stadt. Nachts krochen die Soldaten heraus, öffneten ihren Kameraden die Stadttore – und diese zerstörten das berühmte Ilion. Der Rest ist Geschichte. Nach dem Sieg über Troja segelte Odysseus mit seinem Heer zurück in die Heimat. Aus dieser Rückreise sollte eine zehnjährige Irrfahrt werden, eine »Odyssee«, auf der unser Heros, einer der bekanntesten Helden der Antike, zahlreiche Abenteuer zu bestehen hatte. Er war jedoch ein überaus heller Kopf und großartiger Planer, sein Listenreichtum half ihm dabei, alle gefährlichen Situationen zu bewältigen. Wie ging noch die Geschichte mit Polyphem? Odysseus war mit seinen Männern auf dessen Insel gelandet, wo der einäugige Zyklop die Griechen in seiner Höhle einsperrte und einige davon auffraß … Unser Held blendete den Kannibalen mit einem glühenden Holzpfahl und entkam mit den restlichen Kameraden, indem sich jeder im Bauchfell eines Schafs festkrallte, die der nunmehr blinde Riese am nächsten Tag wieder auf die Weide hinaustrieb. Sagen-haft ist auch seine Strategie gegenüber den Sirenen – nach der griechischen Mythologie Mischwesen aus Frau und Vogel, die mit ihrem betörenden Gesang die Besatzungen vorüberfahrender Schiffe auf ihre Insel in den sicheren Tod lockten. Odysseus wollte den verführerischen Stimmen der Sirenen unbedingt einmal selbst lauschen, dank entsprechender Vorbereitungen gelang es ihm jedoch, ihnen nicht zu verfallen. Dazu hatte er sich selbst von seinen Kameraden an den Schiffsmast fesseln lassen, um handlungsunfähig zu sein, während sich alle anderen die Ohren mit Bienenwachsstöpseln verschließen mussten, damit sie die zauberischen Stimmen gar nicht erst hören und nicht in Versuchung geraten konnten.

Planerische Fähigkeiten wie diese, die den »vielgewandten« antiken Helden einst seine zehnjährige Odyssee heil überstehen ließen, brachten Walter Mischel auf weitere Überlegungen hinsichtlich seines Marshmallow-Tests. Er überprüfte, welche Rolle Planung dabei spielte. Denn nach seinen Erkenntnissen hatten die *high delayer* unter den Kinder ebenfalls ein paar Tricks angewandt, um der von den Marshmallows ausgehenden Versuchung zu widerstehen. Ähnlich wie Odysseus mit seinen ausgeklügelten »Sicherheitsvorkehrungen« gegen die Stimmen der Sirenen hatten einige Kinder ihren Widerstand gegen die süße Verlockung intuitiv mit einer Art »Selbstbefehl« unterstützt, den sie ständig wiederholten: »Nein, ich werde den Marshmallow jetzt nicht essen!«

Mithilfe dieser sehr einfachen Methode hatten die Kinder die Anziehungskraft der Süßigkeit reduziert und so dem Verlangen widerstanden, sofort hineinzubeißen. Aber es gelangten noch weitere Strategien erfolgreich zum Einsatz: Wurde der Marshmallow auf dem Tisch mit einem Teller abgedeckt, schafften es plötzlich viel mehr Kinder, ihren Marshmallow bis zu 15 Minuten lang unangetastet zu lassen und dafür dann einen zweiten als Belohnung einzuheimsen. Selbst diese kleinen Vorschulkinder waren bereits dazu in der Lage. Manche Kinder kamen auch selbst auf die Idee, nach dem Vorbild des Odysseus einfach die Augen zu schließen oder sich sonst irgendwie von dem Marshmallow abzulenken. Einige Kinder zogen ihre Schuhe aus und spielten mit ihren Zehen. Sie waren also genauso erfinderisch wie einst Odysseus.

Auf der Suche nach den Gründen, weshalb manche Kinder der Versuchung länger widerstehen konnten als andere, testete Walter Mischel verschiedene Szenarien. Er wollte herausfinden, was die Fähigkeit zum Belohnungsaufschub förderte oder hemmte. Die Antworten erhielt er aus einer Reihe von Studien, denen er den Namen »Mr. Clown Box« gab. Die Versuchsanordnung war ebenfalls simpel: Die Kinder bekamen jeweils eine recht langweilige Aufgabe, zum Beispiel sollten sie Stifte in vorgebohrte Löcher eines Bretts stecken. Im selben Raum stand aber auch noch eine Schachtel, die mit einem lustigen Clownsgesicht bemalt und mit auffällig blinkenden Lichtern versehen war. Der Clown konnte außerdem über einen eingebauten Lautsprecher mit den Kindern kommunizieren.

Zweck der »Mr. Clown Box« war, die Kinder von ihrer simplen, langweiligen Aufgabe abzulenken und sie dazu zu verführen, sie nicht zu erledigen. Die Ergebnisse waren wenig überraschend: Das Ablenkungsmanöver mit dem Clown funktionierte. Für eine zweite Versuchsreihe brachten die Forscher den Kindern jedoch vorher Strategien bei, womit sie der Ablenkung durch Mr. Clown entgehen konnten – und damit gelang es ihnen erheblich besser, ihre Aufgabe ungestört auszuführen. Diese Anweisungen waren ebenfalls sehr einfach gehalten, aber trotzdem effektiv: Sobald die »Mr. Clown Box« versuchte, die Kinder mithilfe ihrer blinkenden Lichter und der schmeichelnden Stimme von der Arbeit abzulenken und zum Spielen »anzustiften«, sollten die Kinder nur sagen: »Nein, ich kann nicht, ich arbeite!« Oder: »Nein, ich sehe die Mr. Clown Box nicht an!« Diese kurzen Selbstbefehle funktionierten erstaunlich gut, und die Ergebnisse waren signifikant: Die Kinder, die den hilfreichen Anweisungen folgten und ihre Sätze sprachen, blieben auch konzentriert bei ihrer Aufgabe.

Augen zu und durch?

Und wie können wir die Erkenntnisse aus dem Marshmallow- und dem »Mr. Clown Box«-Experiment zu unserem Vorteil nutzen, wenn wir uns für einen wöchentlichen Fastentag entscheiden? Denn was die Kinder erlebten, erfahren wir ja in unserem Alltag auch ständig: Verführungen und Ablenkungen lauern überall. Mein Rat lautet deshalb: Überlegen Sie vorher, wo mögliche Verführer an Ihrem Fastentag lauern könnten, die Sie von Ihrem Vorhaben abbringen wollen. Je besser Sie sich innerlich auf alle möglichen Arten von Versuchungen einstellen, umso besser werden Sie dagegen gewappnet sein. Bei Ihnen könnten die verführerisch singenden »Sirenen« bestimmte Lebensmittel sein, die Ihnen ins Auge »stechen«, oder Menschen, die Sie mit Café- oder Restauranteinladungen etc. (vielleicht sogar gezielt?) vom Fasten abbringen wollen, Gedanken, die in Ihrem Kopf auftauchen oder Situationen, die Sie vor große Probleme stellen. Über all diese potenziellen »Störfaktoren« sollten Sie vor Ihrem ersten Fastentag nachdenken.

Gefahr erkannt, Gefahr gebannt? Nicht ganz. Dazu fehlt Ihnen noch die zweite Komponente, wie im »Mr. Clown Box«-Versuch beschrieben: Sie brauchen die richtigen Strategien für diese Eventualitäten. So sollten Sie an Ihrem Fastentag vielleicht Ihre Lieblingsspeisen und -nahrungsmittel aus Ihrem Blickfeld räumen, nach dem Motto »Aus den Augen, aus dem Sinn«; wenn das nicht möglich ist, könnten Sie sich selbst mit einem einfachen Satz wie »Nein, heute nicht, heute faste ich!« zum Durchhalten anspornen.

Die zweite Komponente besteht also darin, sich eine automatisierte Reaktion im Sinne eines Reflexes auf die Versuchung anzutrainieren. So wie die Kinder auf Mr. Clowns Ablenkungsmanöver mit einem »Nein, jetzt nicht!« reagiert hatten, begegnen Sie sämtlichen kulinarischen Verlockungen mit Ihrem Satz: »Nein, heute nicht, heute faste ich!« Für die »Gefahr«, dass Sie jemand ausgerechnet an Ihrem Fastentag zum Essen einladen möchte, könnten Sie sich schon vorher eine »Abwehrstrategie« in Form einer passenden Antwort zurechtlegen und sagen: »Nein danke, heute kann ich leider nicht, aber morgen komm ich gern.«

Sollten Ihnen an Ihrem Fastentag Gedanken durch den Kopf schießen wie zum Beispiel »Warum tue ich mir das an, was soll das Ganze, ich sollte essen, nicht fasten, eigentlich will ich das gar nicht, ich würde jetzt viel lieber ein Stück Kuchen essen …« und Ähnliches, sollten Sie sich gar nicht erst auf diese Gedanken einlassen und womöglich darin verlieren, indem Sie jeden Gedanken weiterdenken, sondern diese »Irrlichter« mit einem Satz wie »Nein danke, heute faste ich, morgen werde ich wieder essen« abschmettern und sich dabei innerlich festigen. Sich nicht in solche Gedanken hineinsteigern, sondern sich ablenken und an etwas anderes denken – das klingt sehr simpel, aber es funktioniert erstaunlich gut. Menschen, die viel Disziplin an den Tag legen, sind keine Übermenschen, sie bedienen sich nur solcher einfacher Strategien.

Unsere Gedanken bestimmen unsere Wirklichkeit

Wer erst lange mit sich selbst übers Fasten diskutiert, fällt sich sozusagen selber in den Rücken. Die Entscheidung für das Fasten sollten Sie bereits zuvor klar getroffen haben und dann nicht mehr daran rütteln (lassen), Ihr Entscheidungsprozess muss ganz eindeutig abgeschlossen sein, bevor Sie anfangen zu fasten. Und damit sollten keine weitere Diskussionen mehr stattfinden, nicht mit anderen und nicht mit sich selbst.

In welche Worte Sie Ihre Reaktion auf »Mr. Clown« am besten kleiden, müssen Sie selbst herausfinden. Jeder erlebt andere Verführer und Verlockungen. Entscheidend ist nur, dass Ihr Satz kurz und bündig ist und Ihnen leicht über die Lippen kommt. Im Augenblick einer Versuchung sollte das Ganze wie ein Reflex ablaufen. Um stark zu bleiben wie Odysseus, sollten Sie sich Ihre Worte vor dem Fastentag überlegt und sie eingeübt haben.

Walter Mischel hat in seinen zahlreichen Experimenten auch herausgefunden, dass wir unsere Selbstkontrolle verbessern, indem wir unsere Wahrnehmung steuern. So können wir zum Beispiel auch den Einfluss von Ablenkungen und Verlockungen auf uns ändern, wenn wir unser Denken darüber verändern. Unsere Gedanken sind der Schlüssel. Mischel beschrieb das am Beispiel eines Diabetikers, der Kuchen liebt, aber keinen mehr essen soll. Eine hilfreiche Strategie wäre hier, dem Kuchen in Gedanken eine andere Bedeutung zu geben und ihn nicht länger als leckeres, verlockendes Naschwerk zu betrachten, sondern als gefährliches, weil sehr schädliches Gift. Je öfter sich der Diabetiker solche Gedanken über Kuchen macht, umso stärker verliert er das Interesse daran. Er würde zwangsläufig sogar eine Abneigung gegen Kuchen entwickeln.

Für alle Fastenden würde das bedeuten, sich gar nicht erst mit der betörend duftenden Speise oder dem verlockenden Snack, die ihnen jemand plötzlich vor die Nase hält, zu beschäftigen, sondern ihre Gedanken ausschließlich auf ihr Ziel auszurichten: mit nur einem Fastentag in der Woche locker abzunehmen, sich besser zu fühlen und immer gesünder zu werden.

Bereit sein ist alles

Dadurch, dass man seine Gedanken völlig auf sein Wunschziel konzentriert, kann man unglaublich viel erreichen. Der Psychologe Walter Mischel erklärt diesen erfolgreichen Wirkmechanismus der Gedankensteuerung mit der Struktur unseres Gehirns. Im sogenannten limbischen System in unserem Gehirn haben die Emotionen und Instinkte ihren Sitz.

Dieser Teil unseres Gehirns ist evolutionsgeschichtlich sehr früh entstanden und für unser Überleben enorm wichtig – so lässt uns unser Instinkt in Deckung gehen, wenn wir einen lauten Knall hören. Solche unmittelbaren, reflexartigen Reaktionen sind für unser Überleben wichtig, aber sie können uns auch im Weg stehen, wenn wir eine Vernunftentscheidung treffen oder einen Belohnungsaufschub planen wie beim Fasten, wodurch wir durch den Verzicht im gegenwärtigen Moment einen Vorteil in der Zukunft erlangen. Dafür brauchen wir den präfrontalen Kortex, den Teil des Gehirns, der sich direkt hinter unserer Stirn befindet. Er hat sich erst später ausgebildet als das limbische System; hier sitzen unsere Vorstellungskraft und unsere Impulskontrolle, hier laufen die bewussten, rational steuerbaren Vorgänge ab, er bildet also den Gegenpart zu unserem Instinktverhalten. Mithilfe des präfrontalen Kortex können wir unsere Selbstdisziplin trainieren und lernen, Probleme anders zu lösen, als nur reflexhaft darauf zu reagieren.

Die Vorteile einer solchen Verhaltensänderung werden gewaltig sein und weit über ein paar abgeworfene Kilo Übergewicht hinausreichen. Tatsächlich finden wir so den Weg in ein gesünderes und glücklicheres Leben. Und nun werden Sie erfahren, wie Sie Ihren Fastentag planen und ihn mit großer Freude und Gelassenheit durchhalten können.

ZUSAMMENFASSUNG

Die »6:1-Diät«: Wie Sie sich optimal auf Ihren Fastentag vorbereiten und ihn problemlos durchhalten:

- Treffen Sie Ihre Entscheidung in einem Moment, in dem Sie mental entspannt sind.
- Verlegen Sie Ihre Entscheidungsfindung nicht in eine Phase mit hoher Arbeitsbelastung, damit Ihr »rationaler Entscheider« eine Chance hat und nicht der »emotionale Entscheider« die Oberhand gewinnt.

Bevor Sie mit dem Fasten beginnen:

- Analysieren Sie bereits vorher mögliche Versuchungen und Verführer, die Ihnen an Ihrem Fastentag das Durchhalten erschweren könnten.
- Kreieren Sie kurze, prägnante Verhaltensanweisungen für alle kritischen Situationen.
- Testen und üben Sie die Selbstbefehle und Antworten, damit sie Ihnen automatisch zur Verfügung stehen, wenn Versuchungen auftauchen.

KAPITEL 3

Ihr Fasten-Fahrplan –

Gebrauchsanleitung
für Ihren Fastentag

Das Abenteuer Fastentag kann beginnen – in diesem Kapitel erfahren Sie, worauf Sie noch besonders achten und welche Vorbereitungen Sie treffen sollten, wie Sie sich optimal gegen alle möglichen Ablenkungen und Versuchungen von allen Seiten wappnen, Ihr Durchhaltevermögen stärken und Ihren verfressenen »inneren Schweinehund« überlisten können. Und die Freude soll natürlich auch nicht zu kurz kommen – hier geben wir Ihnen Tipps, wie Sie Ihren Fastentag mit einfachen Mitteln in ein echtes Wellness-Erlebnis verwandeln; eine kleine Teekunde ist auch dabei. Sie werden sehen: Fasten macht Spaß!

Übergewichtige Menschen sehen sich mit vielen Vorurteilen konfrontiert. So heißt es beispielsweise, sie wären haltlos, könnten sich nicht beherrschen. Doch bei der Auffassung, Menschen mit Gewichtsproblemen wären disziplinlos und willensschwach, handelt es sich um einen weitverbreiteten Irrglauben. Denn genau das Gegenteil ist der Fall: Diese Menschen haben mit jeder ihrer Diäten bewiesen, wie stark sie sein können.

Wochenlang nur Diätmahlzeiten zu essen, allen Verführungen und Verlockungen zu widerstehen, dazu braucht es schon eine gehörige Portion Durchhaltevermögen. Wie wir inzwischen wissen, funktionieren Diäten aber meist nur kurzfristig. Denn der Körper bedient sich bei einer längeren Hungerkur erst einmal aus den Zuckerdepots in den Muskeln (Folge: Schwund der Muskelmasse), bevor er auf die Fettspeicher zugreift. Zudem produziert er weniger aktive Schilddrüsenhormone und drosselt dadurch die Geschwindigkeit des Stoffwechsels. Wer danach in seine alten Ernährungsgewohnheiten zurückfällt, hat nicht nur die »verlorenen« Pfunde bald wieder drauf, nein, der verhängnisvolle Jo-Jo-Effekt (siehe S. 38 f.) sorgt dafür, dass der/die Betroffene einige Zeit nach dem Diät-Schluss unter Umständen noch mehr Kilos auf die Waage bringt als zuvor. Und so weicht das Hochgefühl, das sich am Ende der Diät angesichts des Gewichtsverlusts einstellt, bald einer abgrundtiefen Verzweiflung, weil die ganze schreckliche Quälerei wieder mal umsonst war. Mit der »6:1-Diät« brechen Sie jetzt endlich aus diesem Teufelskreis aus, und durchhalten werden Sie das Ganze ohne Probleme, denn auf Ihre Disziplin können Sie dabei auch vertrauen.

Zeiten ohne Nahrung sind für unseren Körper das Normalste der Welt. Deswegen kann im Prinzip jeder gesunde Mensch fasten. Und da die »6:1-Diät« mit einem einzigen Fastentag pro Woche nur eine sehr kurze Fastenperiode einschließt, sind die Risiken wie beispielsweise eine Mangelernährung gleich null. Doch da sich unser moderner Lebensstil von den Ernährungsgewohnheiten und dem Essensrhythmus unserer Steinzeit-Vorfahren weit entfernt hat, müssen wir uns erst wieder daran gewöhnen, einmal nichts zu essen. Und es gibt einige Ausnahmen, Menschen, für die das Fasten gar nicht oder noch nicht angebracht ist. Grundsätzlich gilt: Es ist immer eine gute Idee, vorab den Arzt seines Vertrauens zu fragen. Das schadet nie! Erzählen Sie ihm von Ihrem Vorhaben mit der »6:1-Diät« und lassen Sie sich beraten. Damit gehen Sie auf Nummer sicher.

Schwangere Frauen und stillende Mütter sollten auf keinen Fall fasten, um ihr Gewicht zu regulieren. In dieser Lebensphase ist der Verzicht aufs Essen völlig unangebracht und würde mehr schaden als nutzen. Auch untergewichtige Menschen sollten nicht auf die Idee kommen, ihrem Körper noch mit Fastentagen zuzusetzen, weil sie ja ohnehin schon nichts zuzusetzen haben. Damit das Fasten einen Sinn bekommt, braucht der Organismus eine gewisse Substanz, auf die er in der nahrungslosen Zeit zurückgreifen kann. Sollten keine Fettdepots vorhanden sein, würde der Körper stattdessen wertvolle Muskelmasse abbauen (siehe S. 38 und 61) – eine verhängnisvolle Reaktion, die u. a. den Jo-Jo-Effekt auslöst, und gerade den wollen wir ja vermeiden.

Auch das Kurzzeit-Fasten, das einem gesunden Menschen überhaupt kein Problem bereitet, kann bei Menschen mit Vorerkrankungen oder Diabetes Stoffwechselvorgänge verändern. Diabetiker müssen daher beim Fasten besondere Vorsicht walten lassen. Weil Diabetiker während des Fastens einem erhöhten Risiko der Unterzuckerung ausgesetzt sind, müssen sie in Absprache mit ihrem Arzt zusätzliche Kontrollen ihres Blutzuckerspiegels durchführen. Wer mit blutzuckersenkenden Mitteln oder Insulin behandelt wird, muss das Risiko der Unterzuckerung immer im Auge behalten. Um hier gegenzusteuern, muss möglicherweise die Insulin- oder Tablettendosis entsprechend angepasst werden.

Falls Sie bereits andere Vorerkrankungen haben, wie zum Beispiel am Herz- und Kreislauf-System, sollten Sie auf jeden Fall vorab Ihren behandelnden Arzt konsultieren. Das gilt für alle Menschen, die an chronischen Erkrankungen leiden. Bei Menschen mit einer Zuckererkrankung ist ein Nahrungsverzicht unter bestimmten Voraussetzungen möglich, aber für Menschen mit Herz-Kreislauf-Erkrankungen oder Problemen mit den Ausscheidungsorganen (Leber, Nieren) ist die Zusammenarbeit mit ihrem Arzt unabdingbar.

Die Fasten-Zeit ist reif, Sie auch?

Um mit der »6:1-Diät« zu beginnen, brauchen Sie keine speziellen Vorbereitungen zu treffen, außer, wie weiter oben bereits empfohlen, Ihre Lieblingsspeisen und -snacks aus Ihrem Gesichtsfeld zu entfernen. Wichtig ist allerdings, den Termin – vor allem für den allerersten Fastentag in Ihrem Leben – sorgfältig auszuwählen und sich, wie auch schon weiter oben dargelegt, innerlich auf mögliche Verführungen einzustellen, um so gut gewappnet zu sein wie weiland der listenreiche Odysseus. Haben Sie erst einmal drei oder vier Wochen mit je einem Fastentag hinter sich, sind Sie ein Profi und wissen, was auf Sie zukommt. Aber für Sie als Einsteiger ist es doch erst mal ein Abenteuer, auf das Sie sich – vor allem mental – bestmöglich vorbereiten sollten. Alles, was Ihnen das Fasten erleichtert, ist gut!

Auch wenn Sie nur an einem einzigen Tag der Woche das Essen ausfallen lassen, sollte sich dieses Unternehmen optimal in Ihren Alltag und Ihren Terminplan einfügen. Es kann Vorteile haben, den

Fastentag während der Arbeitswoche einzulegen – allerdings unter der Voraussetzung, dass Sie an diesem speziellen Tag keine besonders fordernden Aufgaben zu bewältigen haben. Ein ganz »normaler« Arbeitstag mit viel Routine, wo Sie wissen, was Sie erwartet, wäre ideal, weil Sie dadurch beschäftigt und vom Thema »Essen« abgelenkt sind.

Leerlauf hingegen ist nicht von Vorteil, denn Langeweile verführt zum Essen und lässt dem Geist zu viel Raum, um ans Essen zu denken. Und wenn Sie sich an die beschriebenen Experimente mit den Marshmallows und der »Mr. Clown Box« erinnern, wissen Sie, dass Ablenkung vom Thema »Essen« eine gute Strategie ist und die eigene Selbstdisziplin unterstützt. Solange Sie mit Ihrem Kopf bei Ihren Aufgaben sind, haben Gedanken ans Essen keinen Platz. Und die Gefahr, dass solche Gedanken von Ihnen Besitz ergreifen, ist an Ihrem allerersten Fastentag natürlich besonders groß. Obwohl Sie keinen Hunger verspüren werden, könnten Ihre Gedanken unentwegt ums Essen kreisen, weil Sie ja bewusst darauf verzichten. Das muss nicht passieren, aber es kann. Mit Ablenkung stoppen Sie das Gedankenkarussell, mit kurzen Selbstbefehlen ebenfalls.

Fasten am Arbeitsplatz

Ihr erster Fastentag ist eine Premiere. Und wie bei allem Neuen müssen Sie erst herausfinden, wie Sie psychisch und physisch darauf reagieren. Das kann Ihnen niemand vorhersagen. Jeder erlebt dieses erste Mal ein bisschen anders. Mag sein, dass sich am Nachmittag ein kleines Energieloch bemerkbar macht, auch die Konzentration kann zwischendurch mal ein bisschen nachlassen. Das muss nicht sein, aber es ist möglich, vor allem gegen Nachmittag, wenn Sie schon einige Stunden lang nichts gegessen haben.

Dass Sie einen Tag lang aufs Essen verzichten, wirkt sich in der Regel keineswegs negativ auf Ihre Arbéitskraft aus. Sie sind trotzdem leistungs- und einsatzfähig, schließlich sind Sie ja nicht krank, Sie verzichten nur auf feste Nahrung. Das fällt in einem geregelten Arbeits- oder Büroalltag natürlich leichter, als wenn Sie einen sehr stressigen Beruf haben und viel auf Achse sind. Welcher Tag sich am besten für Ihr Vorhaben eignet, müssen Sie selbst entscheiden, denn nur Sie kennen die Abläufe in Ihrem Berufsalltag.

Wenn Sie jedoch schwere körperliche Arbeit verrichten oder im Schichtdienst arbeiten, sollten Sie Ihren Fastentag besser einlegen, wenn Sie freihaben. Denn wenn Ihr Körper seine tägliche Energiezufuhr nicht bekommt, könnten solche Belastungen zu viel für ihn sein. Hier besteht das Risiko der Unterzuckerung. Die hat bestimmt jeder schon einmal erlebt. Typische Symptome: Die Hände zittern, die Knie geben nach, der Kreislauf sackt ab. Wer sich überfordert, landet durch den Kohlenhydratmangel im Unterzucker. Abgesehen von den lästigen Heißhungerattacken fühlen wir uns dann fahrig, werden ungeduldig oder sogar aggressiv. Mit dem Unterzucker gibt uns der Körper ein Warnsignal, denn ein Blutzuckertief könnte im Extremfall gefährliche Auswirkungen haben, sie reichen bis hin zur Ohnmacht.

Unser Gehirn verbrennt rund 140 Gramm Zucker am Tag, und das natürlich auch am Fastentag. Diese Zuckermenge ist als Tagesration in unserer Leber und in den Muskeln gespeichert, und bei Bedarf fordern die Nervenzellen daraus Nachschub an. Unser Gehirn ist das Organ, das den Zucker dringend benötigt, doch glücklicherweise verfügt unser Körper über einen 24-Stunden-Vorratsspeicher. Für einen Menschen allerdings, der körperlich stark gefordert ist, könnte der Inhalt dieses Speichers irgendwann schließlich nicht mehr ausreichen, und dann sänke sein Blutzuckerspiegel auf ein gefährlich niedriges Niveau ab.

»Ich habe Hunger!«, schreit der Körper, wenn die Leber dem Gehirn signalisiert, dass der vorhandene Zuckervorrat eine gewisse Grenze unterschreitet. Die Leber stellt diesen Unterzucker fest, das Gehirn wird alarmiert und reagiert prompt, indem es Hungergefühle hervorruft. Unser wichtigster Energielieferant ist die Glukose. Wir brauchen täglich mindestens etwa 200 Gramm Glukose, in erster Linie zur Versorgung unseres Gehirns. Der Glukosestoffwechsel ist ein sehr komplexer Vorgang, bei dem der Zucker (die Kohlenhydrate) aus unserer Nahrung im Rahmen des Verdauungsprozesses in Glukose umgewandelt wird, sodass die Zellen ihn verwerten können. Der Blutzuckerspiegel steigt, die Bauchspeicheldrüse schüttet Insulin aus. Die Blutgefäße transportieren die Glukose zu den Zellen. Die dort angekommene Energie kann dann sofort verbraucht werden. Aktuell nicht benötigte Energie wird im Rahmen der Glykosesynthese in Glykogen umgewandelt und so lange in den Fettdepots eingelagert, bis wieder Bedarf besteht. Die Leber speichert Glykogen in sehr hoher Konzentration, die Muskeln ebenfalls. So verfügen wir über einen Tagesvorrat von etwa 200 Gramm Glykogen. Und falls der Speicher einmal leer ist, kann das Gehirn auf einen sehr effektiven zweiten Energielieferanten zugreifen, auf die sogenannten Ketonkörper. Sie entstehen durch den Abbau von Fettsäuren in der Leber (»Fettverbrennung«) und sind in der Lage, ins Gehirn vorzudringen und es zu ernähren. Das bedeutet, Ihr Gehirn ist beim Fasten zu keinem Zeitpunkt in Gefahr.

Überlegen Sie auch, wen Sie am Arbeitsplatz über Ihren Fastentag informieren. Im besten Fall erfahren Sie Unterstützung, Zuspruch und finden vielleicht sogar Mitstreiter. Aber leider ist auch das Gegenteil möglich. Wenn Sie mit Widerspruch rechnen müssen, ist es sinnvoller, Ihren Fastentag gar nicht zu erwähnen und auf Fragen warum Sie gar nichts essen, mit kleinen Notlügen zu antworten, wie: »Ich fühl mich heute nicht so gut.« Oder »Ich bekomme heute keinen Bissen herunter, vielleicht brüte ich irgendwas aus.« In der Regel wird man Sie dann ganz schnell in Ruhe lassen, Ihnen Trost zusprechen und Ihnen vielleicht sogar einen Tee bringen. All das sind Strategien, die Ihnen über Ihren Fastentag hinweghelfen.

In der Mittagspause, wenn die Kollegen zum Essen ins Lokal oder in die Kantine gehen, sollten Sie die freie Zeit für einen Spaziergang in einem Park oder an einem anderen ruhigen Ort nutzen. Auf Fragen, warum Sie nicht mitkommen, könnten Sie antworten: »Ich muss etwas Dringendes besorgen.« Das sollte jeder verstehen. So entgehen Sie zum einen den überall präsenten kulinarischen Verlockungen, zum anderen können Sie die Pause dazu verwenden, um sich zu entspannen. Es bringt Ihnen nichts, sich mit den Kollegen in die Kantine zu setzen oder sie in ein Restaurant zu begleiten, wo Sie bei einem Glas Wasser den anderen die Bissen in den Mund zählen. Schließlich wollen Sie ja nicht als Spielverderber gelten.

Spazieren gehen ist dagegen eine ideale Beschäftigung während des Fastentages. Im Amerikanischen gibt es die Wortschöpfung *relaxercise*. Das Wort setzt sich aus *relax* (entspannen) und *exercise* (üben, trainieren) zusammen und meint »gründliche Entspannung durch eine stressfreie Aktivität«. Die Mittagspause kann zu einer perfekten »Oase« für eine kurze Entspannung werden. Wer gestresst aus dem Büro kommt, fühlt sich nach einem ungezwungenen Aufenthalt an der frischen Luft meist gleich viel besser.

Menschen, die viel oder gar hauptsächlich am Computer arbeiten, könnten an ihrem ersten Fastentag zu fortgeschrittener Stunde möglicherweise leichte Kopfschmerzen verspüren, weil ihr Gehirn nach Zucker verlangt und ihr Körper erst begreifen muss, dass er keinen Kohlenhydrat-Nachschub bekommt, sondern auf seinen Tagesspeicher zurückgreifen soll. Falls sich bei Ihnen unverhofft leichte Kopfschmerzen einstellen, können Sie sich mit einem Glas (max. 200 ml) Gemüse- oder Obstsaft, frisch gepresst oder aus dem Reformhaus, behelfen. Diese Säfte enthalten geringe Mengen an Kohlenhydraten, die der Körper schnell aufnehmen und in Glukose umwandeln kann, nach der das Gehirn verlangt. Sie dürfen auch gerne einen Smoothie trinken, am besten einen »selbst gestrickten« aus grünem Obst und Gemüse. Das hält den Blutzuckerspiegel in der gewünschten Balance.

Zutaten wie Schlangengurke, Rucola, Radicchio, Spinat, Wirsing, Brennnessel, Löwenzahn, Sauerampfer, Petersilie, Sellerie, Tomaten und Paprika sind prall gefüllt mit Vitaminen, Mineralien, Aminosäuren, Spurenelementen, Ballaststoffen und Antioxidantien (»Radikalfänger«) – ein optimaler Nährstoffmix. Und während Obst zwar Vitamine und Mineralstoffe, aber auch viel Zucker enthält, sind viele Salate und Gemüsesorten praktisch zuckerfrei. Das dämpft den Appetit. Leider verleihen diese Inhaltsstoffe einem grünen Smoothie oft auch einen bitteren Geschmack, weshalb in vielen Mix-Rezepten bis zu einem Drittel Obst, wie beispielsweise Bananen oder Birnen, zugegeben wird. Besser, Sie lassen die Früchte weg. Wer in den Smoothie statt Obst Kräuter und Gewürze wie Vanille, Kardamom, Chili, Zimt oder Zitronenschale hineingibt, dem eröffnen sich ganz neue Geschmackserlebnissse. Smoothie-Rezepte finden Sie auf S. 90 f.

Fasten in der Freizeit

Wenn Ihnen Ihr Beruf körperlich und geistig sehr viel abverlangt, dann sind Sie vielleicht besser beraten, Ihren Fastentag auf das Wochenende oder einen anderen freien Tag zu verlegen. Das gilt natürlich auch, wenn Sie in Ihrem Beruf direkt mit Nahrungsmitteln zu tun haben. Ständig Essen vor und die Gerüche in der Nase zu haben oder anderen Menschen beim Essen zusehen zu müssen, kann Ihr Durchhaltevermögen auf eine (zu) harte Probe stellen.

Möglicherweise wollen Sie an Ihrem Fastentag auch ganz bewusst entspannen und einmal nur an sich denken und auf Ihren Körper hören. Ein Spa-Besuch, ein Massagetermin oder eine leichte sportliche Betätigung wie Wandern, Radfahren oder Schwimmen kann diesen Fastentag zum Wellnesstag werden lassen. Mehr zum Thema »Sport und Bewegung« finden Sie in Kapitel 7 ab S. 205.

Versuchen Sie herauszufinden, welche Fastenvariante sich für Sie am besten eignet: während der Arbeitswoche oder in Ihrer Freizeit. Sie allein entscheiden, wann Sie fasten wollen, denn Sie sollen es sich so leicht und angenehm wie möglich machen! Es geht nicht darum, dass Sie sich etwa nur durch den Tag quälen und ihn halt irgendwie »herumbringen«, sondern vielmehr darum, dass Sie ihn entspannt und gut gelaunt erleben, damit Sie am nächsten Morgen stolz zu sich sagen können: »Ich habe es geschafft, und es war gar nicht schlimm – ganz im Gegenteil!«

Meiner Erfahrung nach ist ein fester Fastentag pro Woche einfacher einzuhalten, als jede Woche wieder von Neuem einen geeigneten Tag zu bestimmen. Hier geht es auch darum, den inneren Schweinehund auszutricksen, und dabei hilft Ihnen eine feste Routine. Nach dem Motto »Es ist Dienstag, also faste ich«. Keine große Sache, das kriegen Sie locker hin!

Lampenfieber gehört dazu

Beginnen Sie mit dem Kurzzeit-Fasten nur an einem Tag, an dem Sie sich gut fühlen und optimistisch an das Fasten-Abenteuer herangehen können. Und schon bei Ihrem zweiten Fastentag in der nächsten Woche wird es Ihnen nicht nur erheblich leichter fallen, diese wenigen Stunden ohne Essen durchzustehen – mögliche Ängste und Zweifel werden sich dann ebenfalls verflüchtigt haben. Sie wissen ja, jeder Weg beginnt mit dem ersten Schritt, und der kostet noch Überwindung, doch der zweite geht sich schon viel leichter, und über den dritten Schritt denken Sie dann überhaupt nicht mehr nach.

So wie unsere Fähigkeit zum Fasten ist auch unser Stressverhalten ein Erbe der Evolution. Alles Neue, Unbekannte löst in uns zuerst einmal Stress und Unruhe aus. Unser Körper will uns damit vor unbekannten Risiken warnen, vor Dingen, von denen uns Gefahr drohen könnte. Deswegen fühlen wir uns erst einmal gestresst, wenn wir Neuland betreten. Solange Sie nicht wissen, wie sich das Fasten für Sie anfühlt, wie Sie diesen ersten Tag und diese neue Erfahrung erleben werden, könnte das vorab leichten Stress oder

Lampenfieber hervorrufen, ähnlich dem Reisefieber am Tag vor der Abreise. Machen Sie sich aber deswegen bloß keinen Kopf – das geht rasch vorbei!

Routine mag manchmal etwas langweilig sein, ist deswegen aber noch nicht grundsätzlich schlecht, sondern vielmehr ein Garant für stressfreie Zeiten. Und dadurch, dass Sie nun aus Ihrer gewohnten Ernährungsroutine ausbrechen, setzen Sie Ihren Körper erst einmal unter Stress, er muss sich erst umstellen und daran gewöhnen. Lassen Sie sich von dem Kribbeln in Ihrem Bauch nicht irritieren. Es wird sich schon bald normal anfühlen, und dann wollen Sie es vermutlich gar nicht mehr anders haben. Vor dem ersten Mal mögen Sie anfangs noch Angst oder ein beklemmendes Gefühl empfinden, aber mit jeder neuen Erfahrung werden Sie sich sicherer fühlen. Übung macht den Meister – das gilt auch fürs Kurzzeit-Fasten!

Und warten Sie nicht zu lange mit Ihrem ersten Fastentag, denn gerade jetzt, nach der Lektüre dieses Buchs, sind Sie garantiert hoch motiviert. Falls Sie momentan jedoch erkältet sind, eine Reise planen, Ihnen eine turbulente Woche bevorsteht oder Sie gar um irgendwelche Feierlichkeiten mit ausgiebigen »Gelagen« nicht herumkommen werden, sollten Sie natürlich doch lieber erst danach einsteigen. Für alle anderen gilt: Jetzt ist besser als nie!

Die »6:1-Diät« – Gebrauchsanleitung

Während Sie für eine mehrtägige Fastenzeit bestimmte Vorbereitungen treffen müssen (wie in Kapitel 6 beschrieben), benötigen Sie für Ihre 24-Stunden-Auszeit fast nichts. Die Umsetzung der »6:1-Diät« ist also denkbar einfach. Da Sie an dem bewussten Tag überhaupt nichts Festes zu sich nehmen werden, brauchen Sie im Gegensatz zu einer herkömmlichen Diät auch keine speziellen Lebensmittel einzukaufen. Aber da Sie an diesem Tag viel trinken müssen, sollten Sie sich vorab mit den entsprechenden Getränken eindecken, damit

Sie alles zu Hause haben – denn Sie möchten ja an Ihrem Fastentag vielleicht nicht unbedingt durch den Supermarkt laufen müssen.

Stocken Sie also Ihre Mineralwasser-Vorräte rechtzeitig vorher großzügig auf. Denn Mineralwasser dürfen Sie trinken, so viel, wie Sie wollen. Der Durstlöscher wirkt wie ein Dopingmittel auf den Körper und hat dazu noch null Kalorien. Außerdem müssen wir reichlich trinken, weil unser Körper keine Wasserreserven bilden kann und täglich bis zu 2,5 Liter Flüssigkeit verliert. Mit Mineralwasser lässt sich dieses Defizit am besten ausgleichen. Hören Sie auf Ihren Körper, er meldet sich, wenn er Durst hat. Und dieses Signal werden Sie nun auch deutlicher wahrnehmen, weil Sie nicht durch Essen und Verdauen abgelenkt sind.

Wasser trinken hat sehr viele Vorteile: Es kurbelt den Stoffwechsel an und pusht die Fettverbrennung. Wer zu wenig trinkt, senkt seinen Kalorienverbrauch und übersäuert, vor allem beim Abnehmen. Denn wenn der Körper seine Fettdepots abbaut, gelangen Fettsäuren ins Blut. Die Folge: Der Energiepegel fällt ab, die Konzentration schwindet dahin, Kopfschmerzen entstehen, und die Stimmung sinkt. Also trinken Sie möglichst viel Wasser. Wem Wasser pur zu fad schmeckt, der kann es mit Zitrone, Ingwer, ein paar Minzeblättern oder einem Rosmarinzweig aromatisieren. Testen Sie verschiedene Varianten und schauen Sie, was Ihnen am besten schmeckt.

Isotonische Getränke sind keine Alternative am Fastentag, denn Iso-Drinks enthalten einen Mix aus Kohlenhydraten, Mineralien und Vitaminen, deren Verhältnis zur Flüssigkeit dem des menschlichen Bluts entsprechen soll. Laut den Herstellerfirmen soll das den Nährstoffverlust besser ausgleichen und den Körper schneller wieder mit Energie versorgen. Studien haben jedoch ergeben, dass diese angeblichen Superdrinks völlig überschätzt werden und sich eine positive Wirkung nicht wissenschaftlich belegen lässt. So hat der Epidemiologe Carl Heneghan, Direktor des Centre of Evidence-Based Medicine der Universität Oxford, mehr als 100 solcher Sportlergetränke untersucht und festgestellt, dass ihre in den vollmundigen

Versprechen der Marketingabteilungen behaupteten fabelhaften Wirkungen nicht nachweisbar sind.

Abwarten und Tee trinken

Eine gesunde Flüssigkeit zum Null-Kalorien-Tarif sind Tees, die Sie ebenfalls während des Fastens trinken können und sollen. Am Morgen nach dem Aufstehen können Sie Ihren Kreislauf mit einem grünen oder schwarzen Tee in Gang bringen. Die anregende Wirkung von Tee unterscheidet sich von der des Kaffees: Der Push kommt langsamer, hält dafür aber etwas länger an, macht auch nicht nervös und schadet auch dem leeren Magen nicht. Schwarzer Tee ist gut für den morgendlichen Kick, eignet sich aber nicht als Durstlöscher für den ganzen Tag. Hier empfehle ich Kräutertees, die nicht nur gesund sind und null Kalorien haben, sondern auch beim Abnehmen helfen und eine angenehme Abwechslung zum monotonen Wassertrinken bieten.

Viele Kräutertees regen Stoffwechsel, Verdauung, Entgiftung und Fettverbrennung an. Einige Teesorten wirken sogar auf natürliche Weise als Appetitzügler und helfen so zusätzlich gegen Essgelüste – übrigens auch an den anderen sechs Wochentagen, an denen Sie normal essen. Diese Wirkung erfahren Sie natürlich nur, wenn Sie den Tee ohne Zucker trinken, und damit haben viele Menschen ein Problem. Aber auch dafür gibt es eine gute Lösung: Stevia.

Dieser natürliche Süßstoff ist ein idealer Zuckerersatz, der im Vergleich zu künstlichen Süßstoffen als gesund betrachtet werden darf. Die Ureinwohner Brasiliens und Paraguays verwenden die Natursüße seit Jahrhunderten, aber erst seit Ende 2011 sind die Stevia-Süßstoffe als Lebensmittel-Zusatzstoffe unter der Bezeichnung »Steviolglykoside E 960« in der EU zugelassen.

Der aus den Blättern der südamerikanischen Pflanze *Stevia rebaudiana* (»Süßkraut«) gewonnene Süßstoff ist hitzebeständig (bis 200 Grad Celsius), hat keine Kalorien und schont die Zähne. Stevia senkt aber auch den Blutzuckerspiegel, weil sie die Insulinproduktion in der Bauchspeicheldrüse ankurbelt bzw. die Wirkung des vorhandenen Insulins verstärkt, sodass wieder mehr Zucker aus dem Blut in die Zellen gelangt. Stevia bewirkt zudem, dass Kohlenhydrate aus der Nahrung verzögert ins Blut gelangen, sodass der Blutzuckerspiegel nach dem Essen langsamer ansteigt. Die Vorteile von Stevia sind unbestritten, im Vergleich mit Haushaltszucker und Süßstoffen ist das Süßkraut unschlagbar. (Man kann die Pflanze sogar selber ziehen – auf der Fensterbank oder dem Balkon – und seinen Tee mit selbst geernteten frischen oder getrockneten, gemahlenen Blättern süßen …)

Für die optimale Dosierung braucht man etwas Übung, weil Stevia stärker süßt als herkömmlicher Zucker. Stevia schmeckt süß, ohne bitteren Bei- oder Nachgeschmack. Es gibt sie in Pulver- oder flüssiger Form, und dank ihrer Hitzebeständigkeit kann man sie auch zum Backen verwenden. Der normale Haushaltszucker lässt sich durch Stevia komplett ersetzen.

Tees von A bis Z

Wenn Sie bereits zur Spezies der Teetrinker zählen, kennen Sie Ihre Vorlieben, und auf die müssen Sie während Ihres Kurzzeit-Fastens auch nicht verzichten (allerdings auf Zucker und Milch oder Sahne!). Wer Tee jedoch bisher lediglich als Heißgetränk für Krankheitsfälle betrachtet hat, muss sich im Dschungel der enormen Sortenvielfalt erst einmal zurechtfinden. Im Anschluss folgt ein kleiner Überblick über verschiedene Teesorten und ihre positiven Wirkungen auf Ihre Kurz-Fastenkur. Kräutertees gibt es auch im Beutel, ganze getrocknete Kräuter wirken und schmecken allerdings besser. Sie bekommen sie in Apotheken, Reformhäusern und Tee-Fachgeschäften. Auch hier gilt: Einige Teekräuter (Zitronenverbene, Melisse, Minze …) lassen sich auf dem Balkon oder im Garten ziehen und die Blätter dann auch frisch aufbrühen. Tees können keine Wunder vollbringen, aber Sie wunderbar durch Ihren Fastentag geleiten.

Für die Zubereitung gibt man in der Regel 1 gehäuften Esslöffel getrocknete Kräuter oder Blätter in eine Teekanne und übergießt sie mit heißem, aber nicht mehr kochendem Wasser. Der Tee sollte dann je nach Sorte, gewünschter Wirkungsintensität und Geschmack zwischen 5 und 10 Minuten ziehen, Tees, die anregen sollen, lässt man meist nur 3 bis 4 Minuten ziehen, eher beruhigende etwa 5 Minuten, und Kräutertees brauchen im Allgemeinen 10 Minuten. Hier können Sie selbst ausprobieren, was Ihnen wie stark oder intensiv am besten schmeckt. Manche Tees werden durch längeres Ziehen bitter. Wie bei allem macht auch hier die Dosis das Gift. Kräutertees sollten Sie aber auf keinen Fall literweise trinken, weil ihre positiven Wirkungen sonst ins Gegenteil umschlagen können. Probieren Sie verschiedene Sorten aus und wechseln Sie fröhlich ab. Dann sind Sie auf der sicheren Seite.

Kleine Teekunde nicht nur für Fastenwillige

Apoyar-Tee: Diese Teemischung war schon bei den Ureinwohnern Paraguays beliebt. Apoyar-Tee besteht aus Mate, Bodo, Johannisbrot und Senna. Mit seiner entwässernden Wirkung hilft er beim Abnehmen und mit seinem Koffein (im Mate) gegen Hungergefühle. Da er recht herb schmeckt, werden Sie ihn vielleicht mit ein bisschen Stevia süßen wollen.

Anistee: Das Aniskraut gilt seit alters her in vielen Ländern als Heilpflanze, Anistee wird vorwiegend bei Magen-Darm-Problemen oder – seiner ätherischen Öle wegen – bei Erkältungen getrunken. Und da er die Verdauung fördert, den Blutzuckerspiegel regulieren kann, entwässert und dazu noch süßlich schmeckt, hilft er auch beim Abnehmen.

Brennnesseltee: Die Blätter schmecken nicht nur wunderbar aromatisch, sie enthalten zudem viel Vitamin A und Vitamin C sowie die Mineralstoffe Kalzium, Eisen, Magnesium, Kalium und Silizium. Neben seiner entwässernden Wirkung regt er den Stoffwechsel an und fördert die Durchblutung.

Chai: Das Wort ist asiatischen Ursprungs und bedeutet übersetzt schlicht und einfach Tee. Chai ist das Nationalgetränk der Inder und nicht nur ihres. Üblicherweise trinkt man ihn mit viel Zucker und Milch, was am Fastentag natürlich tabu ist. Chai ohne diese Zusätze dürfen Sie aber trinken. Er besteht aus schwarzem Tee und orientalischen Gewürzen wie etwa Sternanis, Gewürznelken, Ingwer, Kardamom und Zimt, was dem Tee eine ganz besondere Geschmacksnote verleiht.

Detox-Tee: Dahinter verbirgt sich eine Kräuter- und Teemischung, die beim Entgiften helfen soll. Die Bestandteile können Brennnesseln, grüner Tee, Zitronengras, Ingwer, Mate-Tee, Melisse und Minze sein, wobei die Zusammensetzung je nach Hersteller variiert.

Eistee: In den USA ist er fast ein Nationalgetränk. Aber auch uns kann er an heißen Sommertagen erfrischen und eine gute Abwechslung bieten – allerdings müssen Sie ihn selber ansetzen und ihn pur oder nur mit Stevia gesüßt trinken. Fertige Eistees aus dem Supermarkt enthalten meist Unmengen Zucker sowie Süß- und Zusatzstoffe und sind deshalb nicht empfehlenswert. Sie können sich Ihren Eistee ist jedoch blitzschnell und einfach selber zubereiten. In der Regel wird er mit schwarzem Tee angesetzt, aber Sie können dafür auch jedes andere Kraut (wie zum Beispiel Minze) verwenden. Da die Eiswürfel den Geschmack »verwässern«, nimmt man beim Brühen mehr Teeblätter oder Teebeutel als gewohnt. Verwenden Sie lieber mehr Tee, als ihn länger ziehen zu lassen, weil er sonst bitter wird. Der Tee wird dann kalt gestellt und später mit Eiswürfeln und eventuell einer Zitronenscheibe serviert. Sehr erfrischend und lecker!

Fencheltee: Mütter kleiner Babys schätzen ihn als wohlschmeckendes und natürliches Heilmittel bei Verdauungsproblemen der Kleinen. Die ätherischen Öle im Fenchel beruhigen und entkrampfen.

Er hilft nicht direkt beim Abnehmen, aber definitiv gegen einen Blähbauch.

Grüner Tee: In Asien zählt er zu den Lieblingsgetränken, und seit wir seine guten Wirkungen kennen, hat er sich auch bei uns zum Modegetränk entwickelt. Die Teesorte war auch Gegenstand vieler wissenschaftlicher Studien. Grünem Tee wird sogar ein gewisser Schutzeffekt vor Krebs und Herzinfarkt nachgesagt, weshalb er mittlerweile als Gesundheitselixier gilt. Fest steht, dass grüner Tee viele Vitamine und Mineralstoffe enthält, belebt, den Stoffwechsel und durch das enthaltene Polyphenol Epigallocatechingallat, kurz EGCG, vor allem die Fettverbrennung anregt. Man soll Grüntee keinesfalls mit kochendem Wasser aufgießen, sondern mit auf 70-80 °C abgekühltem, und ihn 1-4 Minuten lang ziehen lassen.

Grüner Hafertee: Dieser Tee aus dem Heilkraut fördert die Verdauung, was nicht nur am Fastentag von Vorteil ist. Er wirkt auch beruhigend auf das zentrale Nervensystem und hilft so, am Abend getrunken, beim Einschlafen.

Ingwertee: Dabei handelt es sich nicht um einen Tee im klassischen Sinn, sondern um ein Aufgussgetränk, wofür in Scheiben geschnittener oder geriebener frischer Ingwer verwendet wird. Ingwer gilt als »Wunderknolle«, er hat viele positive Wirkungen auf unseren Organismus. Das im Ingwer enthaltene Gingerol durchblutet und erwärmt den Körper und wird deshalb in der Traditionellen Chinesischen Medizin (TCM) wegen seiner Yang-Qualität eingesetzt. Die kurzfristige Erhöhung der Körpertemperatur mobilisiert den Stoffwechsel und den Kalorienverbrauch. Außerdem fördert Ingwer die Verdauung, die Produktion von Gallensaft und die Fettverbrennung. Und er hemmt den Appetit, was wieder beim Fasten eine wichtige Rolle spielen kann.

Johanniskrauttee: Das Echte Johanniskraut (Hypericum perforatum) wirkt stimmungsaufhellend und regt die Ausschüttung des »Glückshormons« Serotonin an. Beim Fasten kann es über mögliche »Durchhänger« hinweghelfen. Allerdings setzt seine Wirkung nicht sofort ein, sondern braucht etwa zwei Wochen, um sich voll zu entfalten. Deswegen sollte man diesen Tee über einen längeren Zeitraum regelmäßig trinken.

Kamillentee: Ihm hängt zu Unrecht das Negativimage des reinen Gesundheitstees für Magen-Darm-Probleme an. Denn ein aus frischen Kamillenblüten gebrühter Tee schmeckt superlecker und wirkt wohltuend auf den ganzen Körper, unter anderem auch gegen Krämpfe und Entzündungen.

Lapacho-Tee: Dieser Tee wird aus der Rinde des südamerikanischen Lapacho-Baums gewonnen und von den Indios in den Anden wegen seiner guten Eigenschaften geschätzt, die aber wissenschaftlich bisher nicht belegt werden konnten. Lapacho-Tee enthält viele wertvolle Spurenelemente, Vitamine und Mineralstoffe (etwa Kalzium, Kalium, Magnesium, Eisen und Zink). Er regt die Verdauung an, entgiftet die Leber und stärkt das Immunsystem.

Mate-Tee: Auch hier handelt es sich nicht um einen klassischen Tee, sondern um ein Aufgussgetränk aus den getrockneten, klein geschnittenen Blättern des Mate-Strauchs *Ilex paraguariensis*. Er hat aus Südamerika seinen Weg zu uns gefunden. Die dort lebenden Indios kauten Mate-Blätter, um Hungergefühle zu unterdrücken. Diese appetitzügelnde Wirkung ist der große Vorteil des Mate-Tess, weshalb er gerne bei Diäten empfohlen wird. Gleichzeitig hat er eine leicht abführende Wirkung, aktiviert den Stoffwechsel und stärkt den Kreislauf – alles von Vorteil beim Fasten. Diese Wirkung des Tees wird oft durch Zugaben von Gewürzen wie Kardamom oder Muskat noch verstärkt.

Oolong-Tee: Dieser traditionelle chinesische Tee soll beim Abnehmen unterstützen. Seine Oxidationsdauer liegt zwischen grünem und schwarzem Tee, er wird deshalb auch als »halbfermentierter« Tee bezeichnet. Die darin enthaltenen Saponine sollen bei der Fettverbrennung extrem wirksam sein. Deswegen trinkt man ihn in China oft zu fetten Speisen.

Pu-Erh-Tee: Die positiven Wirkungen dieses dunkelrötlichen chinesischen Tees sind überaus vielfältig, unter anderem trägt er dazu bei, den Blutzuckerspiegel konstant zu halten und die Fettverbrennung anzukurbeln.

Roibuschtee: Der Tee aus Südafrika schmeckt von Natur aus süßlich, obwohl er keinen Zucker enthält. So kann er die Lust auf Süßes stillen. Er ist ein natürlicher Appetitzügler und hilft dadurch auch beim Abnehmen.

Schwarztee: Auch wenn Sie an Ihrem Fastentag das Frühstück ausfallen lassen, müssen Sie nicht auf Ihren morgendlichen Kick verzichten. Eine Tasse Schwarztee am Morgen oder am Mittag aktiviert schnell den Kreislauf und wirkt gegen Durchhänger wie das »Mittagstief«. Je kürzer man Schwarztee ziehen lässt, umso stärker regt er den Organismus an.

Vanilletee: In der Aromatherapie werden Düfte für alle möglichen Zwecke eingesetzt. Der Duft von Vanille ist nicht nur sehr weich und angenehm, er hat auch eine appetitzügelnde Wirkung, was beim Fasten hilft.

Weißer Tee: China kennt viele »farbige« Tees, wobei der weiße Tee eine Kostbarkeit und entsprechend teuer ist, da er nur aus den geschlossenen Blütenknospen des Teestrauchs (sie sind von einem seidigen weißen Flaum umhüllt, daher der Name »weißer Tee«) hergestellt wird. Der Tee enthält Polyphenole, er unterstützt das Immunsystem und den Fettstoffwechsel. Außerdem wirkt er – je nach Ziehzeit – anregend. Eine echte Delikatesse, nicht nur während des Fastens. Zubereitet wird er wie grüner Tee, das heißt, das Wasser sollte vor dem Aufgießen auf etwa 75 °C abgekühlt sein, sonst kommt man nicht in den Genuss des feinen Geschmacks und der positiven Wirkungen. Ein Trost angesichts des hohen Preises: Man darf weißen Tee mehrmals aufgießen!

Es wird allgemein empfohlen, beim Fasten auf Kaffee zu verzichten und stattdessen Tee zu trinken. Denn während viele Tees den Appetit zügeln, kann Kaffee Hungergefühle hervorrufen. Außerdem können die Inhaltsstoffe des Kaffees den Magen reizen, weil man ihn ja nüchtern trinkt. Wenn Sie jedoch nicht auf Ihren morgendlichen Kaffee verzichten möchten, probieren Sie einfach aus, ob er Ihnen an Ihrem Fastentag bekommt. Falls ja, bleiben Sie dabei. Genießen Sie ihn jedoch ohne viel Milch und ohne Zucker! Sie können ihn ja mit ein bisschen Stevia süßen … Bei Milch gilt als Regel: Ein paar Tropfen im Kaffee schaden nicht, wenn Sie daran gewöhnt sind. Mit größeren Milchmengen sieht es schon anders aus: Milch enthält Laktose, also Milchzucker; dieser würde Ihren Blutzuckerspiegel anheben, was die Ausschüttung von Insulin zur Folge hätte. Das soll aber an diesem Fastentag nicht stattfinden. Trinken Sie daher einfach mal einen echten italienischen Espresso. Möglichst schwarz.

Insgesamt ist Kaffee jedoch besser als sein Ruf: Forscher der Universität Amsterdam führten eine groß angelegte Studie mit 38 000 Probanden durch, die ergab, dass ein täglicher Konsum von mindestens drei Tassen Kaffee das Risiko für Diabetes Typ 2 um 42 Prozent senken kann. Und australische Forscher der Universität Sydney fanden durch eine Metaanalyse mit 18 Studien und insgesamt 457 922 Probanden heraus, dass bereits eine Tasse Kaffee täglich das Diabetes-Risiko um 7 Prozent verringert.

Wie viel Koffein der Kaffee enthält, hängt von der Röstung der Bohnen und der Zubereitung des Getränks ab. Deutsche mögen Kaffee eher säuerlich, also mild geröstet. Werden die Bohnen stärker geröstet, verliert der Kaffee an Säure, und sein Geschmack schlägt ins Bittere um – so lieben ihn italienische Gaumen. Die Espressomaschine presst das Wasser schneller durch das Pulver als eine Filtermaschine: Je höher das Tempo, desto weniger Koffein und Reizstoffe treten aus. Deshalb ist Filterkaffee oft stärker als Espresso.

Die Reizstoffe im Kaffee wirken leicht gefäßverengend, dadurch wird das Blut mit höherem Druck durch die Gefäße gepumpt – für Menschen mit niedrigem Blutdruck fast lebensnotwendig. Zwei bis vier Tassen pro Tag machen wacher, konzentrierter und leistungsfähiger. (Das funktioniert allerdings nicht auf Dauer, aufgrund bestimmter Prozesse im Gehirn tritt bei starkem Kaffeekonsum mit der Zeit eine Art »Gewöhnungseffekt« ein – und dadurch schwächt sich seine Wirkung ab.) Außerdem hebt Kaffee die Stimmung, wie eine Studie der Universität Cardiff in Wales und des Massachusetts Institute of Technology in Cambridge belegt. Das mag darauf zurückzuführen sein, dass Koffein eine ähnliche chemische Struktur besitzt wie der körpereigene Botenstoff Adenosin und deshalb dessen Wirkung stoppen kann. Adenosin schützt die Nervenzellen im Gehirn vor Überreizung, indem es ihnen beizeiten bedeutet, sich zu entladen und Ruhepausen einzulegen. Gleichzeitig sorgt es dafür, dass das anregend wirkende »Glückshormon« Serotonin nicht an den überlasteten Gehirnzellen andocken kann.

Und hier kommt das Koffein ins Spiel: Es hebelt das Adenosin aus – durch die Besetzung der Adenosinrezeptoren – und »stiehlt« so den Nervenzellen ihre Ruhepause. Das erklärt seine anregende Wirkung. Es fördert auch die Serotonin*aufnahme* und damit die Wirkung dieses Neurotransmitters. Die Serotonin*ausschüttung* kann das Koffein – anders als Drogen – allerdings nicht beeinflussen.

Fast eine ganze Mahlzeit – superleckere Gemüsebrühen

Neben viel Mineralwasser, mehr Tee (und weniger Kaffee) steht an Ihrem Fastentag mittags und abends eine leckere Gemüsebrühe auf dem Speiseplan. Die Brühe ist kein Muss, aber Sie werden merken, wie wohltuend eine heiße Suppe während des Kurzzeit-Fastens sein kann. Außerdem vermittelt sie die Illusion einer Mahlzeit.

Wenn Sie nicht kochen wollen oder keine Zeit dazu haben, können Sie auf eine fertige Gemüsebrühe aus dem Reformhaus zurückgreifen. Es gibt sie in Form von Brühwürfeln oder Instantpulver zum Auflösen. Das bietet Ihnen gerade am Arbeitsplatz die Möglichkeit, sich schnell eine fastentaugliche Mittagsmahlzeit zuzubereiten. Achten Sie jedoch beim Kauf darauf, dass die Gemüsebrühe weder Zusatzstoffe noch Geschmacksverstärker oder Konservierungsstoffe enthält, die Sie an den E-Nummern in der Nährstofftabelle auf der Packung erkennen.

Feiner schmeckt natürlich eine selbst gekochte Gemüsebrühe, die Sie beispielsweise schon vor Ihrem Fastentag zubereiten und dann portionsweise einfrieren können. Grundsätzlich können Sie eine Gemüsebrühe aus allen Gemüseresten sowie den Gemüseschalen und -abschnitten herstellen, die Sie zu Hause haben, was die Brühe besonders aromatisch macht, weil viele Aromastoffe direkt in bzw. unter der Schale oder Haut sitzen. Dafür sollten Sie unbedingt Bio-Gemüse ohne Pestizidrückstände verwenden. Wenn Sie die Gemüse aus der Brühe aufheben oder später essen wollen, lassen Sie Schalen und Abschnitte weg. Hier nun einige Rezepte für Ihre selbst gemachten Gemüsebrühen.

Turbo-Gemüsebrühe

Schneller geht's wirklich nicht. Die Gemüsebrühe für Eilige ist ruck, zuck zubereitet.

Zutaten für 4 bis 6 Portionen (je nach Verlangen):

500 g saisonale, lokale Gemüse Ihrer Wahl
Liebstöckel
Rosmarin
Salz (nach Geschmack)
Pfeffer (nach Geschmack)

1 Alle Gemüse waschen und in grobe Stücke schneiden.

2 Sämtliche Zutaten (auch die Kräuter) in einen Topf geben und mit etwa 2 l Wasser aufkochen.

3 Anschließend 15 Minuten leicht köcheln lassen.

4 Die Brühe durch ein Sieb abgießen und in einem Gefäß auffangen. Mit Salz und Pfeffer abschmecken.

Magic Soup

Unter dem Namen »Magic Soup« eroberten Gemüsesuppen auf Kohlbasis in den 1970er-Jahren die Herzen aller Abnehmwilligen und Schlankheitsfans. An Ihrem Fastentag verwenden Sie jedoch nur die reine Brühe, die Gemüse wandern leider in den Abfall oder Sie verwenden sie separat, um daraus ein Gemüsepulver für zukünftige Brühen herzustellen (siehe Rezept auf S. 83 f.). Die Menge reicht für mindestens 6 Portionen, am besten sollten Sie sie einzeln einfrieren.

Zutaten für 6 Portionen:

5 Frühlingszwiebeln

1 großer Weißkohl

2 große grüne Paprikaschoten

1 Stange Staudensellerie

1 Bund Petersilie

1 Dose geschälte Tomaten

1 l Gemüsebrühe oder 2 EL Instant-Gemüsebrühe plus Wasser

2 Knoblauchzehen, ganz

1 Zweig Thymian

1 Bund Basilikum

1 Stängel Salbei

2 getrocknete Chilischoten, zerkleinert

Meersalz
Pfeffer aus der Mühle

1 Frühlingszwiebeln, Weißkohl, Paprika und Staudensellerie waschen, putzen und in kleine Stücke schneiden.

2 Petersilie waschen, trocken schütteln und hacken.

3 Das gesamte Gemüse mit den Tomaten aus der Dose und der Petersilie in einen großen Topf geben und mit Wasser oder Gemüsebrühe aufgießen, bis alles bedeckt ist. (Wenn Sie Wasser nehmen, dann würzen Sie es mit 2 EL Instant-Gemüsebrühe.) Die Knoblauchzehen hinzufügen.

4 Thymian, Basilikum und Salbei zusammenbinden und in den Topf hängen. Aufkochen lassen, dann die Temperatur reduzieren und die Suppe bei niedriger Hitze köcheln lassen, bis das Gemüse gar, aber noch bissfest ist.

5 Knoblauchzehen und Kräuter herausfischen. Die zerkleinerten Chilischoten in die Suppe geben.

6 Brühe abseihen und auffangen. Mit Meersalz und frisch gemahlenem Pfeffer abschmecken.

Instant-Gemüsebrühe

Bei dieser Suppe können Sie nicht nur die leckere Brühe genießen, sondern aus ihren Zutaten auch das Gemüsepulver für zukünftige Instant-Brühen gewinnen.

150 g Lauch
150 g Zwiebel
150 g Stangen- oder Knollensellerie
100 g Petersilienwurzel

100 g Kartoffel
250 g Kohlrabi
200 g Möhren
60 g Frühlingszwiebeln
200 g Tomatenfleisch
1 Bund Petersilie, gehackt
Salz und frisch gemahlener schwarzer Pfeffer zum Abschmecken

Zubereitung:

1 Alle Gemüse je nach Sorte waschen, schälen, vom Strunk befreien, würfeln oder in feine Scheibchen schneiden. Petersilie hacken. Oder die bereits gekochten Gemüse aus dem Rezept der Turbo-Gemüsebrühe auf S. 83 verwenden.

2 Alle Zutaten in die Küchenmaschine geben und klein hacken bzw. pürieren.

3 Die Masse dünn und gleichmäßig auf zwei mit Backpapier ausgelegten Backblechen verstreichen und bei 60 °C für 24 Stunden im Backofen trocknen.

4 Die getrocknete Masse in grobe Stücke brechen, mit der Küchenmaschine oder dem Mörser zu Pulver zermahlen.

5 Brühpulver mit etwas Pfeffer und Salz abschmecken.

6 Pulver in ein Glas mit Schraubverschluss geben. Trocken lagern. Hält sich mehrere Monate.

7 Für eine Gemüsebrühe etwas von dem fertigen Pulver in heißem Wasser auflösen.

Gemüsepaste

Wer keine Brühwürfel mag, kann die Paste für die Gemüsebrühen selbst machen und dann einfrieren. Dazu wird das Gemüse nicht gekocht, sondern püriert und mit Salz konserviert. Die Paste reicht etwa für vier große Einmachgläser mit Schraubverschluss und hält sich einige Monate lang.

Zutaten für 4 Schraubgläser:

5 Karotten
8 Stangen Staudensellerie
2 Zwiebeln
3 Knoblauchzehen
2 Stangen Lauch
1 Bund Petersilie
Hochwertiges Meersalz

Zubereitung:

1 Karotten schälen und in 1 cm dicke Scheiben schneiden.

2 Selleriestangen waschen, in Scheiben schneiden. Sellerieblätter klein hacken.

3 Zwiebeln und Knoblauch schälen, klein hacken.

4 Lauch in dünne Ringe schneiden.

5 Petersilie mit den Stängeln grob hacken.

6 Jetzt das Gemüse wiegen, um zu berechnen, wie viel Salz Sie benötigen: Es sind 12 g pro 100 g Gemüse. Salz entsprechend abmessen. Gemüse und Salz in einer Schüssel vermengen, 15 Minuten lang durchziehen lassen. Anschließend sollte etwas Wasser aus dem Gemüse ausgetreten sein. Mit dem Pürierstab zu einer glatten Paste vermixen.

7 Die Schraubgläser zur Aufbewahrung müssen vor ihrer Verwendung sterilisiert werden: Dazu die Gläser offen bei 180 °C 10 Minuten lang in den Ofen stellen, abkühlen lassen. Dann die Paste einfüllen.

Mit dieser leckeren Suppe können Sie Ihre ganze Familie mittags oder abends verwöhnen, während Sie selbst »nur« die Brühe genießen. Hier schmeckt man alle Gemüse-Aromen fast einzeln heraus, und die intensiven Aromen lassen sich schon bei der Zubereitung erahnen. Falls gerade keine Lieben zum Verwöhnen zur Hand sind: Auch hier können Sie die Gemüse entweder für eine zukünftige Verwendung pürieren und einfrieren, oder die Gemüse vor oder nach Ihrem Fastentag pur essen, soweit sie nicht zu sehr verkocht sind oder als Zutaten für eine Brühe (wie im Rezept für die Instant-Gemüsebrühe beschrieben) benutzen.

Zutaten für 4 bis 6 Portionen:

2 Knollen Fenchel
1 Bund Möhren
2 kleinere Tomaten, überbrüht, geschält (oder eine kleine Dose)
2 Zwiebeln
2 EL Olivenöl
1 l Wasser
1 TL Gemüsebrühe
Pfeffer aus der Mühle
1 TL Paprikapulver, edelsüß
2 TL Basilikum, gehackt

Zubereitung:

1 Gemüse abbrausen, putzen, Fenchel in Streifen schneiden. Möhren putzen und in Scheiben schneiden. Die geschälten Tomaten in Würfel schneiden. Zwiebeln abziehen, hacken.

2 Das Öl erhitzen, Zwiebeln hineingeben, glasig dünsten. Fenchel und Möhren hinzufügen, 5 Minuten mitdünsten.

3 Brühe angießen. Suppe mit Pfeffer, Paprika und Basilikum würzen, 15 Minuten köcheln lassen.

4 Tomaten zufügen, kurz erhitzen.

5 Alles durch ein Sieb abgießen und die Brühe auffangen.

Gourmet-Gemüsebrühe

Bei dieser Brühe handelt es sich um eine Gourmetversion, die Ihre Motivation beim Fasten auf das Feinste unterstützen kann. Und sie ist absolut familientauglich, heißt: Sie bekommen »nur« von der Brühe und Ihre Familie die Brühe samt Zutaten.

Zutaten für 2 Portionen:

1 rote Chilischote, entkernt, klein geschnitten
2 Stängel Zitronengras, gehackt
6 Kaffirlimettenblätter
2 Karotten
75 g Shiitake-Pilze oder Egerlinge, geputzt, in dickere Scheiben geschnitten
2 EL Öl
200 g Chinakohl (oder auch weniger)
4 dünne Frühlingszwiebeln, lang aufgeschnitten

Zubereitung:

1 Chilischote entkernen und klein schneiden, zusammen mit dem gehackten Zitronengras und den Kaffirlimettenblättern in die Brühe geben, kurz aufkochen, dann nur noch köcheln lassen.

2 Karotten in feine Streifen schneiden, zusammen mit den Pilzen in der heißen Pfanne in Öl anbraten, danach alles herausnehmen und in dem Bratfett den Chinakohl ebenfalls anbraten.

3 Gemüse in die Suppe geben, kurz durchziehen lassen. Frühlingszwiebeln in etwas Öl andünsten.

4 Brühe durch ein Sieb in einen anderen Topf abgießen, herzhaft abschmecken, nochmals kurz aufkochen.

Dieses Rezept ist vom Jahrhundertkoch Eckart Witzigmann inspiriert und demzufolge ein klein wenig aufwendiger in der Zubereitung. Aber dafür schmeckt diese Brühe umwerfend und eignet sich daher nicht nur für Fastentage.

Zutaten für 6 Portionen:

500 g Weißkohl

300 g Blumenkohl

170 g Möhren

1 Stange Staudensellerie

300 g Strauchtomaten

2 rote Paprikaschoten

150 g weiße Zwiebeln

150 g Lauch

2 EL Olivenöl

1 EL Currypulver

1 EL gehackte Kümmelsamen

2 Knoblauchzehen

200 ml pürierte Tomaten

1,5 l Wasser

1 EL zerstoßene Koriandersamen

2 Lorbeerblätter

2 kleine Chilischoten, getrocknet, gehackt

2 cm frischer Ingwer

1–2 Stängel Zitronengras

Frische Korianderblätter

(Menge nach Geschmack)

Frische Petersilie

(Menge nach Geschmack)

1 Spritzer Sojasauce

1 Gemüse waschen, putzen, klein schneiden. Zwiebeln und Lauch in einem großen Topf in dem Olivenöl anschwitzen.

2 Mit Curry würzen, Kümmel und Knoblauch dazugeben. Kurz köcheln lassen. Restliches Gemüse und pürierte Tomaten dazugeben und mit 1,5 l Wasser aufgießen.

3 Koriander, Lorbeerblätter, Chilis, Ingwer und Zitronengras hinzufügen und die Suppe aufkochen.

4 10 Minuten kochen lassen, dann die Hitze reduzieren, Koriander und Petersilie dazugeben und alles so lange köcheln lassen, bis das Gemüse gar ist.

5 Alles durch ein Sieb abgießen und die Brühe auffangen. Mit Sojasauce abschmecken.

Was an Ihrem Fastentag noch alles erlaubt ist …

Unabhängig von Mineralwasser, Tee und Gemüsebrühe können Sie sich zu Mittag auch ein kleines Glas (max. 200 ml) Obst- oder Gemüsesaft bzw. einen grünen Smoothie gönnen. Das ist kein Muss, aber vielleicht steht Ihnen einfach der Sinn danach – oder Sie haben einen leichten Anflug von Kopfschmerzen, der lässt sich damit gut vertreiben. Im Regal mit den Obstsäften (naturbelassen und vor allem ungesüßt!) sollten Sie zu Zitrusfrüchten greifen oder noch besser Frischware kaufen und selbst auspressen, sie eignen sich hervorragend, weil sie nur einen geringen Fructoseanteil haben. Bei Gemüsesäften können Sie ganz nach Lust und Laune auswählen, dabei entscheidet allein Ihr Geschmack.

Wer zu Hause fastet, kann seine Säfte selbst pressen; wenn Sie unter der Woche fasten, können Sie einen Smoothie für den Arbeitsplatz auch daheim vorbereiten und mitnehmen. Ein Smoothie ist in wenigen Minuten fix-fertig gemixt und hält sich im Kühlschrank bis zu drei Tage lang – vorausgesetzt die Lagerung stimmt. Denn die pürierten Zutaten bieten mit ihrer riesigen Oberfläche Keimen einen guten Nährboden. Aber gut gekühlt und zum Schutz der lichtempfindlichen Vitamine in eine dunkle Flasche abgefüllt, ist der Rohkostdrink an Ihrem Fastentag ein gesunder Mittagssnack – und das nicht nur am Arbeitsplatz. Hier ein paar Rezepte.

Rezepte für herrliche grüne Smoothies

Alle Smoothie-Zutaten sollten aus kontrolliertem Anbau stammen, also unbehandelt und die Schalen ungespritzt sein. Die Zutaten waschen, grob klein schneiden, wenn möglich nicht schälen, weil unter der Schale viele wichtige Nährstoffe sitzen. Alles mit Flüssigkeit in den Mixer geben. Auf kleiner Stufe kurz zerkleinern, dann auf höchster Stufe pürieren.

Die Rezepte gelten für jeweils 2 Portionen von etwa 200–250 ml.

Gurken-Smoothie

½ Bund Petersilie
1 Salatgurke, unbehandelt, mit Schale
½ Bund Dill
½ Avocado
½ Zitrone
etwas frischer Pfeffer aus der Mühle
2 Tassen Wasser

Griechischer Smoothie

1 gelbe Paprikaschote
1 rote Paprikaschote
150 g Tomaten
150 g Salatgurke

2 Zweige Thymian
2 Stiele Oregano
50 g griechischer Joghurt
Salz
Paprikapulver, edelsüß
1 Prise Muskat

Romana-Smoothie

½ Avocado
4 Tomaten
½ Kopf Romanasalat oder 2 Romanasalat-Herzen
4 Rote-Bete-Blätter
6 Rosmarin-Nadeln
1 frisches Lorbeerblatt
5 schwarze Oliven, entsteint
½ l Wasser

Spinat-Smoothie

½ Avocado
1 Zitrone, geschält
1 Handvoll Spinat
4 Stangen Staudensellerie
½ l Wasser

Kräuter-Smoothie

3 Tomaten
2 Frühlingszwiebeln
½ Chilischote
1 Zweig Rosmarin
3 ZweigeThymian, nur die Blätter
1 Handvoll Basilikumblätter
Prise Meersalz
Etwa 2 Tassen Wasser

- Mineralwasser
- Zitrone (nach Belieben), frische Minze, Ingwer, ein Topf oder Bund Rosmarin – zum Aromatisieren des Wassers
- diverse Teesorten, nach Belieben
- Stevia zum Süßen (nach Bedarf)
- Zutaten für die Gemüsebrühe *oder* eine Instant-Gemüsebrühe aus dem Reformhaus
- Zutaten für einen grünen Smoothie (nach Bedarf und Geschmack)
- Bio-Obst und/oder -Gemüse für einen frisch gepressten Saft *oder* einen fertigen Obst- bzw. Gemüsesaft aus dem Reformhaus (Zitrusfrüchte!)

Der »6:1-Fastentag« im Zeitraffer

Frühstück: Nach dem Aufstehen gibt es wie gewohnt entweder eine Tasse Kaffee ohne Zucker, aber eventuell mit ein paar Tropfen Milch, oder einen anregenden Tee, beispielsweise einen Schwarz- oder Grüntee.

Vormittag: Während der nächsten fünf Stunden sollten Sie viel Wasser und appetitzügelnde Kräutertees trinken.

Mittag: Wer mag, isst zum Lunch einen Teller Gemüsebrühe. Als Alternative wäre auch ein Glas (max. 200 ml) Gemüse- oder Obstsaft bzw. grüner Smoothie möglich, entweder frisch gepresst oder aus dem Reformhaus. Im Anschluss kann eine Tasse Kaffee, schwarzer oder grüner Tee gegen das Nachmittagstief helfen.

Nachmittag: Wieder viel Wasser und appetitzügelnden Kräutertee (siehe S. 74 ff.) trinken.

Abend: Wer mag, isst auch am Abend einen Teller Gemüsebrühe. Danach noch Wasser und/oder beruhigenden Kräutertee trinken.

Singles stellt sich die Frage nicht, wie sie ihren Fastentag mit dem Privatleben kombinieren können, aber wer mit einem (Ehe-)Partner und Kindern zusammenlebt, muss sich darüber Gedanken machen. Überlegen Sie, ob Sie jemanden über Ihre Fastenpläne informieren sollten und wie Sie das normale Familienleben organisieren, damit Ihr Fasten problemlos klappt. Machen Sie es wie Odysseus und bereiten Sie sich gut vor, das ist sozusagen schon »die halbe Miete«, denn überall lauern Saboteure und Miesmacher, die Sie mit ihren Zweifeln oder Ratschlägen nerven könnten. Nur weil Sie sich entschlossen haben zu fasten, muss Ihr Umfeld nicht zwangsläufig davon begeistert sein. Warnungen wie »Du wirst noch verhungern!« oder »Das kann doch nicht gesund sein!« sollten Sie daher nicht überraschen. Unsere Mitmenschen sind mitunter nicht gerade entzückt, wenn wir von gewohnten Verhaltensweisen abweichen, insbesondere wenn es um Gesundheitsaktionen geht. Auch Sie könnten in den Bann von Sirenen geraten, die Sie mit »süßen Liedern von süßen Teilchen« betören wollen, nehmen Sie sich also Odysseus zum Vorbild: Je besser Sie darauf vorbereitet sind, umso stabiler hält Ihre Selbstdisziplin stand.

Im besten Fall werden Sie jedoch von Ihrer Familie und Ihren Freunden tatkräftig unterstützt und entlastet, weil beispielsweise Ihr Partner die Sorge fürs Essen übernimmt oder vielleicht sogar mitfasten möchte. Allerdings ist die Unterstützung innerhalb der Familie nicht immer selbstverständlich, und vielleicht wird von Ihnen erwartet, dass Sie sich trotz Ihrer eigenen »Essensauszeit« darum kümmern, Ihre Familie wie gewohnt zu verköstigen. Eine gemeinsame Mahlzeit kann hier schon die von Ihnen bereits am Vortag zubereitete leckere Gemüsesuppe sein. Während Sie nur die Brühe genießen, bekommt der Rest der Familie die Gemüsesuppe mit allen Zutaten. Und sollte das nicht ausreichen, können Sie die Gemüsesuppe auch mit Nudeln, Hühnchen- oder Suppenfleisch, das Sie separat vorgekocht haben (!), aufpeppen. Eine solche Suppe ist echtes Soulfood.

Versuchen Sie, die Frage, wer die Familienmahlzeiten an Ihrem Fastentag zubereitet, möglichst schon vorher zu lösen, damit Sie sich nicht während Ihrer Auszeit damit beschäftigen müssen. Vielleicht erlauben Sie Ihren Kindern an diesem Tag sogar, ausnahmsweise irgendwo anders zu essen, vielleicht bei Freunden, sodass der Nachwuchs Ihren Fastentag als etwas Besonderes auch für sich selbst erlebt und entsprechend toll findet. Dann können Sie in Zukunft auch mit mehr Unterstützung rechnen. Es geht ja nur darum, einen einzigen Tag in der Woche zu organisieren, die restlichen sechs verläuft ja ohnedies alles in gewohnten Bahnen.

So legen Sie Ihren inneren Schweinehund an die Kette

Ein abfallender Blutzuckerspiegel signalisiert Hunger, mit einem ausgeglichenen Blutzuckerspiegel fühlen wir uns satt. Die Balance gibt den Ausschlag dafür, dass wir beim Fasten keinen Hunger haben. Trotzdem sind wir nicht vor Essgelüsten und kulinarischen Verlockungen gefeit.

Der Geist ist willig, aber das Fleisch ist schwach – beim Fasten trifft eher das Gegenteil zu. Nicht Ihr Körper ist schwach, denn der hat genügend Reserven, wovon er zehren kann. Es ist der Geist, der möglicherweise am ersten Fastentag gegen den ungewohnten Nahrungsverzicht rebelliert. Gewohnheiten haben eine ungeheure Kraft und stecken uns tief in den Knochen; viele Versuche, etwas zu verändern, werden dadurch sabotiert. Wenn Sie nicht wie gewohnt nach Lust und Laune essen dürfen, wird das sehr rasch Ihren inneren Schweinehund auf den Plan rufen, er wird aus seiner Hütte kommen und ziemlich ergrimmt sein. Vielleicht gelingt es Ihnen ganz einfach, sein lautes Knurren zu überhören, weil Sie wissen: Morgen werd ich ja wieder ganz normal essen. Aber allen, die Sorge haben, dass sie schwach werden könnten, geben wir Tipps und Tricks an die Hand, mit deren Hilfe sie das Fasten zu Hause und am Arbeitsplatz leicht(er) überstehen können.

Schon der Einstieg könnte schwerfallen. Widerstände treten auf, wenn ein Wunsch nur *gedacht*, aber nicht *gefühlt* wird. Sich selbst zu sagen: »Ich sollte etwas tun«, reicht nicht aus. Um durchzuhalten, müssen wir inspiriert sein, innerlich brennen, das heißt, wir müssen die zukünftigen positiven Auswirkungen des Fastens und Abnehmens schon jetzt in jeder Faser unseres Körpers spüren. Wie nicht nur die Psychologen George Miller und Walter Mischel mit ihren Experimenten herausgefunden haben, ist es die Kraft der Gedanken, die den Einstieg schafft und Ihnen beim Durchhalten hilft.

Hier noch einmal die entscheidenden Fragen, die Sie klären müssen, um Ihren Fastentag erfolgreich (und bester Laune!) zu absolvieren:

1. Welche Versuchungen und Verlockungen könnten mich während meines Fastentages erwarten?
2. Welche einfachen Selbstbefehle und Antworten könnte ich mir vorher für diese kritischen Situationen zurechtlegen?

Ein einfaches Beispiel: Manchmal bringen Kollegen Süßigkeiten, Gebäck oder Kuchen mit ins Büro, besonders gerne, wenn sie Geburtstag haben. Vor so einer netten Kaffeerunde kann man sich nur schwer drücken, vor allem wenn die Kalorienbomben auch noch selbst gebacken sind und einem bei ihrem Duft und Anblick buchstäblich das Wasser im Mund zusammenläuft. Ein »Nein danke, ich möchte nichts« könnte dann von der Kollegin oder dem Kollegen als Zurückweisung empfunden werden und sie oder ihn gegen Sie einnehmen. Eine gute Lösung dieser Situation könnte so aussehen:

1. Der kurze Selbstbefehl für Sie: »Ich faste heute, also esse ich nichts.«
2. Bei dem Kollegen würde eine kleine Notlüge helfen: »Deine Plätzchen sehen ja echt superlecker aus, ich hebe sie mir für morgen auf. Denn heute ist mir irgendwie nicht so gut, mein Magen grummelt, ich kriege leider gar nichts runter. Morgen geht es mir bestimmt wieder besser.«

Der Trick besteht also darin, auf alle Eventualitäten vorbereitet zu sein und entsprechende Strategien parat zu haben.

Erst mental, dann real.

»Zwischen Denken und Tun ist kein Hauch«, sagt ein japanisches Sprichwort. Die Entscheidung, sich beispielsweise zum Kurzzeit-Fasten aufzuraffen, wird im Kopf gefällt. Nur ein Mensch, der innerlich fest dazu entschlossen ist, startet auch durch. Wer im Geist noch schwankt, nicht wirklich sicher ist, verschiebt die Entscheidung auf die Zukunft.

Um sich selber ausreichend zu inspirieren und zu motivieren, sollten Sie fröhlichen Tagträumen vom Fasten nachhängen. Malen Sie sich in bunten Farben aus, wie Sie diesen Tag mithilfe Ihrer fabelhaften Selbstdisziplin mühelos durchstehen und sich dabei richtig gut fühlen. Halten Sie deshalb mehrmals am Tag inne, schließen Sie die Augen, machen Sie eine Art »Kurzzeit-Fasten-Meditation« und stellen Sie sich vor, wie leicht es Ihnen fällt und wie sehr Sie es genießen, einen Tag aufs Essen zu verzichten und wie dabei Ihre Fettpolster allmählich abschmelzen und Ihr Körper sich entgiftet.

Auch Mitstreiter helfen beim Durchhalten, versuchen Sie, Verbündete zu gewinnen, sei es in der Familie, im Freundeskreis oder unter den Kollegen. Motivieren Sie jemanden zum Mitmachen. Zu zweit bringt das Fasten auch mehr Spaß, und Sie können sich ge-

genseitig den Rücken stärken. Wenn Sie mal einen »Durchhänger« haben, richtet die/der andere Sie wieder auf und umgekehrt.

Und werden Sie zum Gewohnheitstier, machen Sie Termine fix, denn es fastet sich leichter nach Plan: an bestimmten Wochentagen und zu festen Zeiten. Sollten Sie einen Fastentag nicht einhalten können, legen Sie sofort einen Ersatztermin fest und kehren Sie so bald wie möglich wieder zu Ihrer Routine zurück.

Belohnungen steigern die Lust aufs Weitermachen zusätzlich. Überlegen Sie, womit Sie sich selbst nach dem Fastentag eine Freude machen könnten, denn das haben Sie sich dann auch redlich verdient. (Aber wählen Sie nicht unbedingt etwas Essbares!)

Entfalten Sie Ihr geistiges Potenzial

Wenn Ihr innerer Widerstand gegen das Fasten besonders groß ist, dann sollten Sie damit beginnen, Ihren inneren Schweinehund zu dressieren. »Train your brain« lautet das Motto, »Trainieren Sie Ihr Gehirn«. Wer gegen die eigene Schwerkraft ankämpfen will, braucht einen starken Verbündeten: seinen Verstand. Denn jeder erste Schritt passiert im Kopf. Das menschliche Gehirn lässt sich trainieren wie ein Muskel, manche Menschen tun das instinktiv, die meisten müssen es erst lernen. Menschen, die sich aufraffen und jedes gesteckte Ziel erreichen, nutzen ihr geistiges Potenzial – oft ohne es zu ahnen.

Ein Mentaltraining in drei Schritten

1. Schritt: Definieren Sie ein Ziel. Sie brauchen ein konkretes Ziel, denn vor dem Erfolg steht der aufrichtige Wunsch nach Veränderung. Versuchen Sie, Antworten auf diese drei Fragen zu finden:
1. Wo will ich hin?
Mögliche Antwort: Gut gelaunt und erfolgreich abnehmen.

2. Was brauche ich, um dieses Ziel zu erreichen?

Nur einen Fastentag pro Woche.

3. Was schaffe ich realistischerweise?

24 bzw. 16 Stunden durchhalten.

Wenn Sie Ihr Ziel erst einmal klar formuliert haben, dann ist der entscheidende Schritt getan.

2. Schritt: Entspannen Sie Ihr Gehirn. Wenn wir in die Tiefen des menschlichen Gehirns eintauchen, entdecken wir Wellenbewegungen wie im Ozean. Milliarden Nervenzellen stehen miteinander in Kontakt und tauschen Informationen aus. Diese Gehirnaktivität ist messbar.

Tagsüber, wenn wir wach und konzentriert sind, pulsieren die Hirnströme zwischen 13 und 30 Hertz. Wir befinden uns im sogenannten Beta-Zustand, sind alarmbereit, aber auch angespannt und hektisch. Ab 30 Hertz steigt die Nervosität, bei noch höheren Frequenzen fühlen wir Panik.

Wenn wir schlafen und träumen, liegt die Hirntätigkeit zwischen 1 und 3 Hertz. In diesen sogenannten Theta-Zustand gelangen wir auch während einer tiefen Meditation. Den Delta-Zustand unter 3 Hertz erleben wir während des Tiefschlafs, in Trance oder unter Tiefenhypnose.

Für das mentale Training ist der Alpha-Zustand entscheidend, wenn unser Gehirn Ströme im Frequenzbereich von etwa 8 bis 13 Hertz erzeugt. In diesem Zustand fühlen wir uns wach, aber entspannt, umgeben von völliger Ruhe und Harmonie. Diese Phase erleben wir fast immer für ein paar Minuten nach dem Aufwachen oder einige Augenblicke lang kurz vor dem Einschlafen. Dann laufen beide Gehirnhälften synchron.

Während wir uns in unserem Alltag auf das logische, analytische Denken in der linken Hälfte stützen, kommt in dieser Phase die zweite Hemisphäre zu ihrem Recht. Hier haben unsere Fantasie und die Gefühle ihren Sitz.

Der Körper genießt den Alpha-Zustand, weil er dann Stresshormone wie Adrenalin und Noradrenalin abbauen kann, die das Beta-dominierte Gehirn produziert. Einsteiger brauchen etwas Übung, Trainierten gelingt es innerhalb weniger Minuten, die Alpha-Wellen zu stimulieren. Wer beispielsweise meditativer Musik lauscht, deren Tempo/Rhythmus dem Ruhepuls von 60 Schlägen pro Minute entspricht, gleitet in diese tiefe Entspannung. Autogenes Training hilft auch dabei. Nutzen Sie diese kurze Phase für Ihren Tagtraum, wie im 3. Schritt beschrieben.

Der 3. Schritt besteht darin, unseren Verstand neu zu programmieren. Nur wenn wir uns im Alpha-Zustand befinden, können wir unser geistiges Drehbuch umschreiben, weil wir dann das Bewusstsein mit seinem störenden »Gedankenwirrwarr« weitgehend ausschalten. Der Zugang zu unserem Unterbewusstsein öffnet sich für die positive Suggestion. Wer in diesem Zustand ein Ziel festlegt und es sich bildlich vorstellt (»visualisiert«), verankert es fest in seinem Langzeitgedächtnis. Spitzenathleten trainieren ihre mentalen Fähigkeiten genauso wie ihren Körper. Sie programmieren sich damit auf den Glauben an sich selbst und ihr Können. Beim Mentaltraining visualisiert der Sportler seine Bewegungen. Er trainiert vor seinem geistigen Auge, was er später wirklich tun möchte, bis es zur Selbstverständlichkeit wird. Denn unser Gehirn kennt keinen Unterschied zwischen der Vorstellung von einer Handlung und ihrer Umsetzung. Auf dieselbe Weise können Sie Ihre Selbstdisziplin für das wöchentliche Fasten stärken.

Erst mental, dann real: Gewohnheiten bestimmen unser Leben und unseren Erfolg zu 95 Prozent. Wir brauchen etwa 28 Tage, um eine neue Gewohnheit stabil zu etablieren. Wenn Sie sich einmal pro Tag im Alpha-Zustand vorstellen, wie Sie problemlos fasten und dabei Freude empfinden, bilden Sie in vier Wochen die neue Gewohnheit aus und damit Ihren Erfolg. Das Sich-Aufraffen und Durchhalten geht dann ganz selbstverständlich.

Wenn Sie Ihren ersten Fastentag gemeistert haben, dürfen Sie zu Recht stolz auf sich sein. Sie haben es tatsächlich geschafft, einen ganzen Tag lang nichts zu essen. Und Sie leben noch! Wer hätte das gedacht?! Aber wenn Sie in sich hineinhören, werden Sie entdecken, dass Ihnen dieser Fastentag eigentlich keine allzu große Anstrengung abverlangt hat. Im Gegenteil: Waren Sie nicht selbst überrascht davon, wie viel Energie Sie hatten und was Sie ohne Essen alles geschafft haben?

Von dem Gedanken an ein »Leben als Hungerkünstler(in)« können Sie sich damit getrost verabschieden. Denn die »6:1-Diät« bietet Ihnen eine großartige Alternative zu den oft komplizierten Abnehmkuren, die dann meist doch nicht halten, was sie versprechen. Der kurzfristige Verzicht auf Nahrung könnte noch einen weiteren positiven Effekt auf Sie haben: Sie werden das Essen an den anderen sechs Tagen der Woche wieder uneingeschränkt genießen können und vielleicht sogar mit anderen Augen sehen. Der Wohlfühl-Effekt könnte ganz nebenbei ein neues Körperbewusstsein hervorbringen, wodurch sich vielleicht wiederum Ihre Ernährungsgewohnheiten allmählich wandeln. Fasten kann Ihnen einen Anstoß zu einer Veränderung geben. Mehr dazu erfahren Sie in Kapitel 6.

Wenn Sie dann regelmäßig einen Fastentag pro Woche einlegen, werden Sie auch die Insulinsensitivität Ihres Körpers (das heißt die Empfindlichkeit Ihrer Körperzellen bezüglich Insulin) wieder verbessern. Das Hormon Insulin wird in der Bauchspeicheldrüse gebildet, es regelt unseren Blutzuckerspiegel, da es die Körperzellen dazu anregt, den im Blut gelösten Zucker aufzunehmen. Das intermittierende Fasten kann dauerhaft bewirken, unseren Zuckerspiegel und unseren Insulingehalt im Blut zu senken. Dadurch erhöht sich die Insulinsensitivität, und die Gefahren einer Insulinresistenz, das heißt die Gefahr, einen Diabetes Typ 2 auszubilden, werden minimiert.

Obwohl Insulin für uns lebensnotwendig ist, wird es oft im selben Atemzug auch als »Dickmacher-Hormon« bezeichnet. Denn solange Insulin in unserem Blut schwimmt, verbrennen wir kein Fett. Erst wenn der Zucker als Energielieferant wegfällt, greift der Körper auf die Fettspeicher zu. Mit der »6:1-Diät« werden Sie langsam, aber kontinuierlich abnehmen, auf eine sehr gesunde Weise und ohne den berüchtigten Jo-Jo-Effekt. Mit bis zu einem Pfund pro Woche dürfen Sie rechnen.

Regelmäßiges Fasten im »6:1«-Modus wirkt sich aber nicht nur auf unser Gewicht vorteilhaft aus. Auch unser Allgemeinbefinden profitiert beträchtlich davon. Mehr über die vielen gesundheitlichen Vorteile der »6:1-Diät« erfahren Sie im nächsten Kapitel.

ZUSAMMENFASSUNG

Die »6:1-Diät« – ein Fastentag pro Woche reicht aus
Vorbereitung für das intermittierende Fasten:
- Ist das Kurzzeit-Fasten für Sie sinnvoll?
- Haben Sie irgendwelche Gesundheitsprobleme, die gegen das Fasten sprechen?
- Lassen Sie sich von Ihrem Arzt beraten.
- Beziehen Sie Ihre Familie mit ein und finden Sie heraus, ob Sie von dieser Seite Unterstützung erwarten können.
- Entscheiden Sie, ob Sie Kollegen oder Freunde in Ihre Fastenpläne einweihen.
- Wählen Sie einen Tag in der Woche, der für Sie am besten ist.
- Halten Sie sich an diesem Tag an Ihren Plan (siehe Kapitel 2).
- Üben Sie das Erteilen von Selbstbefehlen.

Ihr Fastentag auf einen Blick
- Frühstück: Tee/Kaffee und Mineralwasser
- Vormittags: Mineralwasser und Tee

- Mittagessen: Gemüsebrühe, alternativ 200 ml Gemüse- oder Obstsaft bzw. grüner Smoothie
- Nachmittags: Mineralwasser und Tee
- Abendessen: Gemüsebrühe
- Abends: Wasser und Tee

- Mineralwasser und Tee nach Belieben, in unbegrenzter Menge
- Keine feste Nahrung, kein Alkohol!
- Versuchungen mit kurzen Eigenbefehlen bekämpfen

KAPITEL 4

Gesundheitscheck –

wie Sie in jeder Hinsicht von der »6:1-Diät« profitieren

Kann ein einziger Fastentag pro Woche tatsächlich etwas bewirken? Wie Studien zeigen, bringt uns regelmäßiges Kurzzeit-Fasten neben dem erwünschten kontinuierlichen Gewichtsverlust auch überraschend viele gesundheitliche Verbesserungen. Denn unser Körper greift während der Fastenphase nicht nur auf seine Reserven zurück, was die Pfunde zum Schmelzen bringt; auch die Zellen und die Organe profitieren direkt vom kurzzeitigen Nahrungsverzicht.

Die gute Nachricht: Unsere Lebenserwartung steigt. Seit etwa 200 Jahren gewinnen wir ständig Lebensjahre hinzu. Ein Kind, das heute in Deutschland geboren wird, hat gute Chancen, einmal 100 Jahre alt zu werden. Leider werden wir mit der steigenden Lebenserwartung aber nicht automatisch auch gesünder. Im Gegenteil: Das Risiko, im Alter eine chronische Erkrankung oder Krebs auszubilden, ist ebenfalls gewachsen. Denn Zivilisationskrankheiten wie Bluthochdruck, Diabetes Typ 2 und die verschiedenen Krebsarten sind auf dem Vormarsch, und seit etwa 40 Jahren tritt auch das Phänomen der Fettleibigkeit (Adipositas) auf unserem Planeten immer stärker in Erscheinung.

Offensichtlich hat das Älterwerden auch seine Schattenseiten. Bleibt uns also nichts anderes übrig, als mit diesem Damoklesschwert zu leben und immer mehr Medikamente zu schlucken, um gesund zu bleiben oder zu werden – oder gibt es vielleicht doch noch andere Möglichkeiten, sich vor Krankheiten im Alter zu schützen oder diese zu behandeln und vielleicht gar zu heilen?

Fasten als Wunderwaffe

»Wer stark, gesund und jung bleiben will, sei mäßig, übe den Körper, atme reine Luft und heile sein Weh eher durch Fasten als durch Medikamente« empfahl bereits Hippokrates, der griechische Arzt und Urvater der Heilkunde, der von 460 bis um 370 v. Chr. lebte. Das (nicht immer freiwillige) Fasten ist so alt wie die Menschheit selbst, doch es hat nie an Aktualität verloren. Inzwischen wird in diversen Studien weltweit intensiv daran geforscht, in welcher Weise ein zeitweiliger Nahrungsverzicht unsere Gesundheit, den Alterungsprozess und die Höhe der Lebenserwartung positiv beeinflussen kann. Zahlreiche Studienergebnisse deuten darauf hin, dass Fasten vielleicht als Vorsorgemaßnahme und alternative Behandlungsform funktionieren könnte.

Die wissenschaftlichen Studien zum Fasten liefern immer mehr interessante Ergebnisse und bestätigen, wie günstig ein kurzfristiger Nahrungsverzicht unseren gesamten Organismus beeinflusst. Und es ist auch nicht verwunderlich, dass die Menschen seit jeher nicht nur am Gewichtsverlust sehr interessiert sind, sondern auch an den positiven Nebenwirkungen des Fastens. Denn die durch Nahrungsknappheit und Hungerphasen (Dürre, Naturkatastrophen, fehlendes Jagdglück) erzwungenen Fastenperioden wie auch die freiwilligen Fastenzeiten haben tiefe Spuren in der menschlichen DNA hinterlassen. Deshalb werden wir Sie in diesem Kapitel mit den besagten positiven Nebenwirkungen des Fastens vertraut machen. Die Basis dafür bildet die aktuelle Studienlage, anhand derer sich diese zahlreichen Vorteile bereits wissenschaftlich belegen lassen. Zusätzlich erfahren Sie etwas über die neueren Ansätze bei der Behandlung von Erkrankungen wie beispielsweise Krebs oder Asthma mithilfe des intermittierenden Fastens. Denn auch hier haben Wissenschaftler bereits interessante Ergebnisse erzielt und festgestellt, wie vorteilhaft sich das Kurzzeit-Fasten sogar bei Menschen mit schweren Erkrankungen auswirken kann.

Wenn überflüssiges Körperfett abgebaut wird und das vor allem am Bauch, normalisiert sich nicht nur das Gewicht des betreffenden Menschen allmählich. Wird das Bauchfett weniger, wird auch die Leber entlastet. Fasten bringt den Leberstoffwechsel in Schwung und fördert die Entgiftung. Das wiederum schützt die Gefäße vor gefährlichen Ablagerungen und Verengungen, das heißt vor Herzinfarkt und Schlaganfall. Außerdem reguliert sich in der kalorienfreien Zeit der Blutzuckerspiegel – wie wir weiter oben bereits ausgeführt haben. Das wirkt einer möglichen Insulinresistenz der Zellen entgegen und schützt vor Diabetes Typ 2 (mehr dazu können Sie auf S. 112 nachlesen).

Durch das Fasten regeneriert sich auch der Darm, die »guten« Bakterien vermehren sich und vertreiben die »schlechten«. Das verbessert die Darmflora insgesamt, was wiederum positive Effekte auf das Immunsystem und die Verdauung hat, denn die »guten« Darmbakterien produzieren unter anderem Verdauuungsenzyme. Die »schlechten« Darmbakterien, die fäulnisbildenden Kolibakterien, ernähren sich ja in erster Linie von Zucker, sie werden durch das Fasten quasi ausgehungert. Eine gesunde Darmflora hat wiederum einen günstigen Einfluss auf die Psyche. Zum einen wächst das Selbstbewusstsein, denn wer fastet, wächst über sich hinaus. Außerdem setzt der Körper während des Fastens »Glückshormone« frei, um sich den Nahrungsverzicht so angenehm wie möglich zu machen. Darüber hinaus bringt das Fasten Anti-Aging-Prozesse in Gang: Die Zellen erneuern sich. Der Schlaf wird besser und tiefer. Und auch der Libido liefert die körperliche Erholung eine Art „Energiespritze", die sie wieder erstarken lässt. So wirkt die Auszeit wie ein Jungbrunnen. Aber wie Studien gezeigt haben, kann Fasten möglicherweise sogar vor Krebs schützen.

Warum Fasten auch fürs Gehirn gut ist

Lassen Sie uns nun bei der detaillierten Betrachtung der körperlichen Auswirkungen des Kurzzeit-Fastens ganz oben beginnen: in unserem »Oberstübchen«. Das Gehirn ist zweifellos eines der wichtigsten Organe unseres Körpers. Und so hat unser Organismus im Lauf der Evolution eine Reihe von Strategien entwickelt, die sicherstellen, dass unser Gehirn auch in Hungerzeiten ausreichend mit Energie versorgt wird, um die Vielzahl seiner Aufgaben problemlos wahrnehmen zu können. So überrascht die Tatsache nicht, dass wir wochenlang ohne feste Nahrung überleben können und das Gehirn trotzdem weiter funktioniert. Der Mensch darf ja in Hungerphasen nicht »den Kopf verlieren«, sondern muss auch und gerade dann in der Lage sein, auf gezielte Nahrungssuche zu gehen und so das Überleben seiner Spezies zu sichern.

Unter Normalbedingungen, das heißt, wenn wir ausreichend Nahrung zu uns nehmen, wird der Zucker, sprich die Glukose, die nach der Verdauung im Blut zirkuliert, von unseren Gehirnzellen als Energielieferant für sämtliche Prozesse genutzt, die während unserer Wach- und Schlafphasen automatisch ablaufen. Wenn wir fasten, unterbrechen wir jedoch die ständige Glukosezufuhr. Um zu verhindern, dass das Gehirn in einen Versorgungsnotstand gerät, besitzen wir Kohlenhydratspeicher in der Leber und den Muskelzellen, die eine Glukose-Tagesration für die (Not-)Versorgung des Gehirns enthalten. Dauert die unfreiwillige Hunger- oder freiwillige Fastenphase jedoch länger als 24 Stunden, muss der Körper auf einen anderen Energielieferanten zurückgreifen. Dafür stellt er seinen Stoffwechsel um und bedient sich aus anderen Energiespeichern: aus den Fettzellen. Bei dieser Umstellung werden in der Leber Fettsäuren zu sogenannten Ketonkörpern abgebaut. Dieser Vorgang wird als »Ketogenese« bezeichnet. Ketonkörper sind beim Fehlen von Glukose (bei Kohlenhydratmangel im Stoffwechsel) eine ausgezeichnete Alternativ-Energiequelle für unsere Gehirnzellen. Durch die »Ketose« (den Anstieg der Konzentration von Ketonkörpern) erhöht sich die Fettverbrennung. Nur wir Menschen besitzen die Fähigkeit, den eigenen Stoffwechsel in dieser Weise umzustellen.

Darüber hinaus hat die Herstellung der Ketonkörper eine Signalfunktion. Denn bei diesem Prozess werden Botenstoffe im Körper freigesetzt, die nicht nur Wohlempfinden in uns hervorrufen und steigern, sondern auch unsere Zellen schützen.

Diese Botenstoffe werden übrigens auch in extremen Belastungssituationen (Notfall, Stress) und beim Sport ausgeschüttet. Zu den

»Feel good«-Spendern zählen die Endorphine; das sind körpereigene Opioide, sie wirken auch ähnlich wie Opiate und schenken uns Glücksgefühle. Langstreckenläufer kennen dieses Phänomen. Man bezeichnet den Zustand, in den der Läufer gerät, wenn sein Körper nach einigen Kilometern Endorphine produziert, als *Runner's High* („*Läuferhoch*"). Und unseren steinzeitlichen Vorfahren halfen die Endorphine, die Nahrungssuche und die Jagd auf essbare Beutetiere allen Strapazen und aller Erschöpfung zum Trotz durchzuhalten, bis sie dann irgendwann erfolgreich waren. So sorgte das Gehirn für die Erhaltung unserer Art.

Dieser Überlebensmechanismus zeigt aber auch, dass jede Angst vor dem Fasten und die Befürchtung, es könnte schlecht für unser Gehirn und unseren Körper sein, völlig unbegründet ist. Denn es ist genau das Gegenteil der Fall, und es widerlegt den Mythos, dass wir täglich und ständig essen müssen, um zu funktionieren und gesund zu bleiben. Gerade die Freisetzung von Botenstoffen im Rahmen der Ketogenese während des Fastens wirkt sich bei einer ganzen Zahl von Krankheiten heilsam auf den Körper aus. Aber auch ein gesunder Mensch profitiert von dieser Stoffwechselumstellung.

Mittlerweile existiert eine ganze Reihe von Untersuchungen über die positiven Auswirkungen des Fastens auf die Gehirnfunktionen und die psychische Gesundheit. Dabei wurden (hauptsächlich) Mäuse nicht nur während und nach kurzen Zeiten des Nahrungsverzichts untersucht, sondern auch während und nach längeren Fastenperioden, die sich über mehrere Tage oder gar Wochen erstreckten. In der wissenschaftlichen Literatur wird das Fasten als »intermittierende Energierestriktion«, kurz IER, bezeichnet. Die Studien wurden deshalb überwiegend mit Mäusen durchgeführt, weil ihr Erbgut (Genom) dem unseren sehr ähnlich ist und sich Mäuse deshalb gut als Versuchstiere eignen. In diesen Studien konnten die Forscher die Vorteile vieler biologischer Mechanismen beobachten. Einige davon sind extrem komplex, aber das Prinzip ist doch ziemlich klar: Wir brauchen eine intermittierende Energierestriktion (mit durch den zwischenzeitlichen Nahrungsverzicht herbeigeführtem Glukose-Engpass) in überschaubaren Zeiträumen für unser Gehirn, um die berühmten »grauen Zellen« auf Trab zu halten und zu höheren Leistungen anzuspornen.

Denn das bekannte Sportler-Motto »*Use it or lose it*« (»Trainiere deine Muskeln regelmäßig oder du wirst sie verlieren«, weil sich schlaffe Muskeln allmählich abbauen), gilt auch für unsere Gehirnzellen: Wenn wir sie fordern, werden sie stärker, leistungsfähiger und belastbarer, was uns gerade bei unserem Alltagsstress sehr zugutekommt.

Und deshalb möchten wir Sie jetzt mit den positiven Wirkungen vertraut machen, die das Fasten auf unser Gehirn hat. Hier spielen die »Neurogenese« und die »neuronale Plastizität« eine entscheidende Rolle. Diese wissenschaftlichen Bezeichnungen stehen für die Fähigkeit unseres Gehirns, Nervenzellen aus Stamm- und Vorläuferzellen zu bilden und Verbindungen zwischen den Zellen zu verbessern, neue Synapsen (neuronale Verknüpfungen) zu schaffen und die Informationsübertragung zu optimieren. Dabei ist das Gehirn imstande, zu diesem Zweck die Anatomie und Funktion von Synapsen, Nervenzellen und gar ganzen Hirnregionen entsprechend zu verändern bzw. anzupassen. Die neuronale Plastizität bleibt uns bis zum letzten Atemzug erhalten, sie ist auch maßgeblich an unserer Lernfähigkeit und unserem Erinnerungsvermögen beteiligt. Diese außerordentliche Fähigkeit unseres Gehirns kommt nicht nur Menschen mit Hirnverletzungen nach Unfall oder Schlaganfall (Hirnblutungen) oder degenerativen Erkrankungen wie Parkinson oder Alzheimer zugute, indem beispielsweise ein Hirnareal ganz oder teilweise die Funktionen eines verletzten oder zerstörten anderen Areals übernimmt; sie hilft uns auch, Schäden im Gehirn zu »reparieren«, die durch den normalen Alterungsprozess ohne neurodegenerative Störungen entstehen. Denn auch dieser geht mit einem gewissen Rückgang der geistigen Fähigkeiten einher. Doch dank der Fähigkeit unseres Gehirns, neue Gehirnzellen und Nervenverbindungen auszubilden, können wir diesen Prozess aufhalten oder wenigstens verlangsamen. Die neuronale Plastizität des Gehirns hilft uns dabei, dem natürlichen Abbau von Zellen entgegenzuwirken und uns auf diese Weise während unserer gesamten Lebenszeit eine gesunde kognitive Gehirnfunktion zu erhalten. Die neuronale Plastizität des Gehirns und die Neurogenese werden durch den Wachstumsfaktor BDNF (*Brain-Derived Neurotrophic Factor,* übersetzt »vom Gehirn stammender neurotropher Faktor«) angeregt, dabei handelt es sich um ein mit den Nervenwachstumsfaktoren eng verwandtes Protein (Eiweiß).

Wie das Fasten unsere Zellen schützt

Ein weiterer physiologischer Mechanismus, der durch die Entstehung von Ketonkörpern (beim Abbau von Fettsäuren in der Leber – Sie erinnern sich? Wenn nicht, blättern Sie einfach mal zurück auf S. 107) während des Fastens angeregt wird, ist die sogenannte Autophagie. Die Bezeichnung stammt aus dem Griechischen, bedeutet »sich selbst verzehrend« und beschreibt eine Art »Recyclingmodus« der Zellen, wobei diese selbst alle alten Bestandteile, Abfallstoffe und Fehlbildungen, die sich im Lauf der Zeit ansammeln, abbauen und zur Erneuerung anderer Strukturen wiederverwerten. Dazu gehört auch der Abtransport toxischer Substanzen, die bei einem permanenten Verbleib in den Zellen Schaden anrichten würden.

Ein Vergleich mit der Müllentsorgung in den eigenen vier Wänden verdeutlicht das Prinzip und die Notwendigkeit der Autophagie: Wenn wir den vollen Mülleimer tagelang in der Küche stehen ließen, würde der Müll nicht nur einen fürchterlichen Geruch entwickeln, sondern würde auf Dauer infolge der Fäulnis- und Bakterienbildung auch sehr gefährlich für uns. Das Gleiche gilt für unsere Hirnzellen. Wenn wir sie nicht von Zeit zu Zeit von den »Abfällen«, von alten Zell- und Molekülbestandteilen befreien, können diese infolge ihrer toxischen (giftigen) Wirkungen langfristig verheerende Folgen für unser Gehirn haben. Studien mit Mäusen deuten darauf hin, dass ein »gebremster« Autophagie-Prozess in den Zellen zu einem Anstieg der neurodegenerativen Erkrankungen wie Alzheimer, Demenz oder Parkinson führen könnte.

Warum Fasten den Gefäßen nützt

Die Autophagie spielt auch bei der Beseitigung toter Zellbestandteile beschädigter und entzündeter Gewebe eine Rolle. In den Blutgefäßen können sich durch Entzündungen und Fettablagerungen sogenannte Plaques bilden. Zu Anfang beeinträchtigen sie nur den Blutfluss und die Sauerstoffversorgung des Körpers. Doch wenn diese Ablagerungen im Lauf der Zeit zunehmen, werden sie immer gefährlicher, denn sie können die Blutgefäße vollständig blockieren, ausschalten und dadurch einen Herzinfarkt, einen sogenannten Myokardinfarkt, verursachen. Diese Erkrankung gehört in die Kategorie »koronare Herzerkrankungen« (CAD), die in den Industriestaaten als »Killer Nummer eins« gelten. Herz-Kreislauf-Erkrankungen sind in Deutschland die häufigste Todesursache. 2013 starben rund 354.500 Menschen an deren Folgen, das sind nach Angaben der Fachgesellschaften zwei Drittel aller Todesfälle. Angesichts derart erschreckender Zahlen scheint eine durch das Fasten angeregte Autophagie mehr als sinnvoll, um mögliche Fettablagerungen aus den Gefäßen zu beseitigen und so der Plaque-Bildung vorzubeugen bzw. die Bildung weiterer gefährlicher Ablagerungen zu verhindern.

Die Plaque-Bildung spielt auch eine Rolle bei der Erhöhung des Risikos (Gefäßverengung bzw. -verstopfung durch Ablagerungen) für einen Schlaganfall, der zweithäufigsten Todesursache in den Industrieländern. Im Jahr 2012 starben laut Weltgesundheitsorganisation (WHO) weltweit 6,7 Millionen Menschen an den Folgen von Schlaganfällen. Es führen jedoch bei Weitem nicht alle Schlaganfälle zum sofortigen oder baldigen Tod, zumal je nach der Schwere und dem Ausmaß der im Gehirn entstandenen Schäden, »Schlaganfall« nicht gleich »Schlaganfall« ist. Oft überstehen ihn die Betroffenen, haben dann jedoch leider häufig für den Rest ihres Lebens mit zum Teil erheblichen Behinderungen zu kämpfen.

Warum Fasten vor Diabetes Typ 2 schützen kann

Seit 1980 hat sich die Anzahl der Menschen, die an Diabetes erkrankt sind, weltweit vervierfacht. Neben Herzinfarkt und Schlaganfall ist also auch der Typ-2-Diabetes auf dem Vormarsch. Die WHO (Weltgesundheitsorganisation) schätzt, dass weltweit 1,5 Millionen Menschen jährlich an den Folgen der Zuckerkrankheit starben. Diese Zahl stammt aus dem Jahr 2012, und die WHO vermutet eine steigende Tendenz. Was früher als »Altersdiabetes« galt, hat sich mittlerweile zum »Lifestyle-Diabetes« entwickelt, woran immer mehr jüngere Menschen erkranken.

Diabetes Typ 2 ist (im Gegensatz zum Typ 1, der Autoimmun-Variante des Diabetes, siehe S. 145) keine Folge eines Insulinmangels, sondern einer Insulinresistenz. Die Zellen reagieren nicht mehr ausreichend auf Insulin, und dadurch können sie auch keinen Zucker aus dem Blut mehr aufnehmen. Für die Entwicklung eines Diabetes Typ 2 scheint es mehrere Faktoren zu geben, doch seine Ursache ist klar: Übergewicht. Fasten kann hier vorbeugend wirken. Mithilfe der »6:1-Diät« sollte sich die Wahrscheinlichkeit, einen Typ-2-Diabetes auszubilden, erheblich verringern. Auch beim Diabetes Typ 2 sind es – wie nach einem »überstandenen« Schlaganfall – die vielen Begleitschäden, Folgen und Komplikationen, die den Betroffenen die Lebensqualität rauben und mich als Arzt beunruhigen. Ich spreche von schwerwiegenden Komplikationen wie Blindheit, Amputationen von Gliedmaßen und Nierenschäden, die zur Dialyse führen.

Angesichts der Zunahme der Diabetesfälle und der diabetesbedingten Krankheiten in den Industriestaaten wie inzwischen auch in den ärmeren Ländern – aufgrund der inzwischen auch dort sehr verbreiteten ungesunden Ernährungsweise mit prozessierten, kohlenhydrat- und kalorienreichen Lebensmitteln sowie der auch dort immer weiter verbreiteten Verwendung von Zusatzstoffen – möchte ich Ihnen, liebe Leserinnen und Leser, unsere »6:1-Diät« noch einmal besonders ans Herz legen. Die Anstrengung des einen einzigen Fastentages pro Woche, die Sie dafür auf sich nehmen müssen (und die fällt ja mit der Gewöhnung auch noch weg!), steht in keinem Verhältnis zu dem immensen gesundheitlichen Nutzen, den Sie daraus ziehen werden. Mit »6:1« können Sie nur gewinnen!

Wie Fasten der Immunabwehr nutzt und
deshalb auch gegen Krebs wirken kann

Der Selbstreinigungs- und Erneuerungsmechanismus der Zellen (Autophagie) wirkt auch positiv auf unser Immunsystem, und die durch das Fasten geförderte Autophagie regt offensichtlich das Immunsystem dazu an, auch alte oder ineffiziente weiße Blutzellen zu recyceln. Als Reaktion darauf werden neue weiße Blutzellen produziert, die unser Immunsystem beträchtlich stärken. Denn die »frischen« Zellen funktionieren besser, und das nutzt insbesondere jenen Patienten, die unter immunologischen Krankheiten wie etwa Asthma leiden.

Und an der Krebsprävention ist die Autophagie ebenfalls beteiligt. Da unser Körper auf der Zellebene auch schadhafte DNA-Fragmente recycelt, können so auch potenzielle Krebszellen noch rechtzeitig beseitigt werden. Blieben diese degenerierten (»entarteten«) Zellen weiter im Körper, würden sie sich auf Dauer immer weiterkopieren, dadurch könnten sich Tumore bilden, wachsen und zu verschiedenen Formen von Krebs führen.

Um dem Phänomen des sehr langen und gesunden Lebens wissenschaftlich auf den Grund zu gehen, haben Forscher u. a. die Zellerneuerung beim Alterungsprozess untersucht und dabei Erstaunliches entdeckt. Gene spielen nicht die einzige, aber eine wichtige Rolle dabei, wie und wie schnell wir altern. Auf unsere Gene haben wir keinen direkten Einfluss, sehr wohl aber auf unsere Lebensweise, die unser Älterwerden maßgeblich beeinflusst. Und das wiederum verändert unsere Gene dann doch, denn auch unsere DNA lässt sich verändern.

Zu den auf diesem Gebiet tätigen Wissenschaftlern gehört auch Prof. Valter Longo, der durch seine Studien zum Thema »Krebs und Fasten« bereits bekannt geworden ist. Der gebürtige Genuese ist Professor für Biogerontologie und Zellbiologie, er lehrt und forscht an der amerikanischen Davis School of Gerontology (University of Southern California). Als Direktor des Longevity Institute (»Institut zur Erforschung der Langlebigkeit«) in Los Angeles untersucht er seit Langem das Phänomen des Alterns, um herauszufinden, wie man diesen Prozess verlangsamen und gleichzeitig die Zellen schützen kann. Seine Forschungen mit Mäusen (da das Erbgut der kleinen Nager zu 99 Prozent mit dem des Menschen identisch ist, eignen sie sich besonders gut für solche Experimente) haben gezeigt, dass eine Maus, die wenig Nahrung zu sich nimmt, länger lebt, und das bei besserer Gesundheit. Viele Studien weisen darauf hin, dass das Kurzzeit-Fasten ein sehr probates Mittel sein könnte, die Folgen unserer oft ungesunden Lebensweise in Grenzen zu halten oder gar abzuwenden. Allem Anschein nach lässt es sich sogar bei der Krebsbekämpfung wirksam einsetzen. Wie und warum, werde ich Ihnen im folgenden Kapitel erläutern.

Prof. Longos Untersuchungen von Mäusen und Menschen mit Tumorerkrankungen im Rahmen ihrer Behandlungen deuten darauf hin, dass die Chemotherapie für die Betroffenen offenbar nicht nur besser verträglich wird, sondern wohl sogar besser anschlägt, also wirksamer sein könnte, wenn die Patienten vor dem Beginn der Behandlung über einen gewissen Zeitraum hinweg fasten. In Versuchen mit Mäusen konnten die Wissenschaftler nachweisen, dass bei denjenigen Tieren, die jeweils zwei bis drei Tage vor einer Chemotherapie nichts zu fressen bekamen, die Therapie besser gewirkt hatte als bei normal ernährten Tieren.

Bei seinen Versuchen hatte Prof. Longo den Mäusen sehr hohe Dosen von Chemotherapeutika injiziert, sie lagen drei- bis fünfmal höher, als sie für Menschen erlaubt wären. Anschließend überprüfte er die fastenden und die Kontrollgruppe der normal ernährten Mäuse. Das verblüffende Ergebnis: Alle fastenden Mäuse hatten überlebt, die normal ernährten hingegen nicht. Die Kombination der Chemotherapiebehandlung mit dem Verzicht auf feste Nahrung schien effektiver gewesen zu sein als die Chemotherapie allein. Das konnte Prof. Longo in Versuchen an Menschen mit verschiedensten Krebsarten wie Brustkrebs, Eierstockkrebs und Gehirntumoren beobachten. Bei seinen Versuchen hatten sogar fünf der acht von ihm getesteten Krebsarten allein schon auf das Fasten angesprochen – das lässt zwar durchaus hoffen, sollte aber ja niemanden zu dem voreiligen Schluss verleiten, dass eine Fastenkur eine schulmedizinische Krebstherapie ersetzen könnte!

Die Forscher gewannen durch ihre Untersuchungen mit Mäusen Hinweise darauf, wie und warum das Fasten gesunde Zellen schützt und Tumore schwächt: Das Fasten löst eine positive Stressreaktion im Organismus aus. Normale Zellen treten bei Nährstoffmangel in einen energiesparenden Ruhezustand.

Nicht so die Krebszellen – da sie für sich optimale Bedingungen zum Überleben brauchen, konnten sie sich der veränderten Situation nicht anpassen und in einen Ruhemodus gehen, im Gegenteil, sie wurden beim Fasten sogar aktiver. Wie Analysen von Zellproben zeigten, führt diese Aktivität der Krebszellen zu einer Ereigniskaskade, an deren Ende ihr Absterben steht. Fasten scheint also für Krebszellen ein Albtraum zu sein, der sie letztlich in gewisser Weise »Selbstmord begehen« lässt.

Fasten reduziert das Wachstumshormon

Für Prof. Longo ergeben sich die gesundheitlichen Vorteile des Fastens auch aus der Tatsache, dass es die Spiegel der Hormone Insulin und IGF-1 (*Insulin-like Growth Factor 1*) senkt. Dadurch verlangsamt sich das Zellwachstum, was wiederum den Alterungsprozess bremst und Risikofaktoren für Krankheiten reduziert. Der positive Stress, den Kurzzeit-Fasten im Organismus auslöst, setzt die Selbstregulierungs- und Selbstheilungsprozesse wieder in Gang, die wir durch unsere moderne Lebensweise aushebeln. Und dazu zählt eben auch, dass der Körper beim Fasten weniger Wachstumshormon IGF-1 produziert. Dieses Hormon entsteht in der Leber und bewirkt die Zellteilung, es ist ein insulinähnlicher Wachstumsfaktor, ein Hormon, das wir vor allem brauchen, wenn wir jung sind. Doch je älter wir werden, desto wichtiger ist ein langsames Zellwachstum, und umso kritischer sind hohe IGF-1 Werte im Hinblick auf Krebs und andere Erkrankungen.

Ist Fasten auch deshalb so gesund, weil Zucker das Wachstum von Tumorzellen begünstigt?

Wie eine Studie des Krebszentrums der Universität Harvard gezeigt hat, kann ein hoher Zuckerkonsum Krebs begünstigen, weil Krebszellen Zucker als Energiequelle brauchen. Die meisten Krebsarten »fressen« viel Zucker, weil sie sich besonders häufig teilen und diese schnell verfügbare Energie benötigen, um daraus Bausteine für neue Krebszellen herzustellen. Gesunde Zellen atmen, sie verbrennen neben Sauerstoff Zucker, Proteine und Fett. Krebszellen verarbeiten jedoch fast ausschließlich Zucker. Und sie verbrennen ihn nicht, sondern vergären ihn. Als Abfallprodukt entsteht Milchsäure, die das umliegende Gewebe um den Tumor übersäuert und dadurch wiederum die benachbarten, noch gesunden Zellen schädigt, bis sie daran zugrunde gehen. Auf diese Weise kann sich der Krebs auch im benachbarten Gewebe einnisten und Metastasen ausbilden. Denn eine Übersäuerung hemmt die Aktivität der Immunzellen, wodurch das Immunsystem die Krebszellen nur schlecht angreifen kann. Das Fasten scheint imstande zu sein, diesen Teufelskreis zu durchbrechen, weil es den Blutzuckerspiegel reguliert.

Prof. Longo, der selbst regelmäßig fastet, hat seine eigene Diätform entwickelt, die sogenannte *Fasting Mimicking Diet (FDM)*, eine Art »Scheinfasten« über fünf Tage. Dabei nimmt man am ersten Tag 1100 Kalorien zu sich und an den folgenden vier Tagen jeweils nur noch etwa 725 Kalorien. Kohlenhydrate werden dabei nicht über Weißmehlprodukte aufgenommen, sondern ausschließlich in Form von Gemüsen, da diese – im Gegensatz zum Zucker – neben Kohlenhydraten auch Vitamine, Mineralien und sekundäre Pflanzenstoffe liefern und damit die Regenerationsprozesse im Körper unterstützen. Durch dieses Scheinfasten sollen nach Longos Beobachtungen die Indikatoren für Krankheiten wie Krebs, Herzkrankheiten, Diabetes, Körperfett und den Alterungsprozess, die sogenannten Biomarker, sinken.

Fasten verändert unser Mikrobiom

Unsere Nahrung bestimmt unseren Körper weit stärker, als wir uns das üblicherweise vorstellen, so hat sie beispielsweise ganz wesentliche Auswirkungen auf die Zusammensetzung unseres Mikrobioms, der Darmflora. Unser Organismus besteht aus rund 100 Billionen Zellen und beherbergt rund 40 Billionen Bakterien. Sie unterstützen unsere Verdauung. Ein Großteil davon lebt in unserem Darm und bildet die Darmflora, das Mikrobiom. Heute wissen wir, dass sich diese Darmflora verändern kann und enormen Einfluss auf unsere Gesundheit, unser Gewicht und sogar unsere Psyche nimmt. Unser Lebensstil, unsere Ernährung und Hygiene, aber auch Antibiotika und andere Medikamente verändern die Zusammensetzung der Bakterienflora in unserem Darm.

Unser Körper ist eine Symbiose eingegangen mit bestimmten Bakterien, die unseren Darm bevölkern. Wir beherbergen etwa ein Kilo dieser Mikroorganismen, die unsere Darmflora ausmachen. Die Bakteriendichte im Dickdarm ist extrem hoch: 10 hoch 14 Bakterien leben in uns, das sind über 1000 verschiedene Spezies von Darmbakterien mit einem eigenen Genpool. Nebeneinandergelegt hätten sie eine Länge von etwa 30 000 Kilometern. Bei allen Menschen gibt es eine große Übereinstimmung der Arten, aber auch Unterschiede.

Heute wissen wir, dass unsere Mikrobiota direkt mit unserem Immunsystem und unserem Stoffwechsel zusammenhängt. Über eine Verbindung zwischen Darm und Gehirn, den Nervus vagus, beeinflusst die Darmflora auch unsere Gehirnfunktionen und unser

Befinden. Erstaunlicherweise arbeitet unser Darm weitgehend autonom, das heißt, die Kommunikation zwischen Darm und Gehirn sieht ungefähr so aus: Vom Darm gehen rund 90 Prozent Informationen in Richtung Gehirn, während das Gehirn umgekehrt nur etwa 10 Prozent Informationen nach unten schickt. Diese Interaktion zwischen Darm und Gehirn ist kompliziert, komplex und hoch entwickelt, weshalb der Darm auch oft als unser »zweites Gehirn« bezeichnet wird. Geraten wir beispielsweise unter Stress, schüttet unser Körper entsprechende Stresshormone aus, die direkte Auswirkungen auf die Funktion der Darmbakterien und damit einen indirekten Einfluss auf unser Wohlbefinden haben.

Bakterien helfen uns dabei, nicht zu verhungern, denn sie regeln die Verdauung und damit die Aufnahme der Nährstoffe aus unserer Nahrung. Doch in unserer heutigen Überflussgesellschaft könnte uns genau das zum Verhängnis werden. Denn viele Kalorien sorgen für eine Anpassung der Darmflora und die Optimierung der Verdauung, dadurch werden wir zu guten Futterverwertern. Mittlerweile kursiert auch der Verdacht, dass bestimmte Bakterien im Darm unser Gewicht beeinflussen. So gibt es beispielsweise Bakterien, die auf die Verdauung von Kohlenhydraten spezialisiert sind. Beherbergen wir zu viele davon, nehmen wir schneller zu als Menschen, die weniger solche Bakterien in sich tragen. Sie scheiden den Überschuss einfach aus, anstatt ihn zu verwerten. Der Wirkungsgrad unserer Verdauung hängt von bestimmten Bakterien ab.

Diejenigen Bakterien, die auf die Verwertung von Kohlenhydraten, insbesondere von Fructose, spezialisiert sind, stehen dabei im Fokus. Denn viele Fertigprodukte und Getränke werden heute mit Fructose gesüßt, und die Menge, die wir darüber aufnehmen, stellt das eigentliche Problem dar. Das bisschen Fructose, das durch den Verzehr eines Apfels in unseren Körper gelangt, ist völlig unbedenklich. Aber die Fructosemassen, die wir uns mit gesüßter Nahrung, prozessierten Lebensmitteln und Fertiggerichten »aufladen«, sind verhängnisvoll. In Untersuchungen wurde festgestellt, dass die Vielfalt der Bakterien in der Darmflora übergewichtiger Menschen nur gering ist. Dafür haben diese »Dicken« mehr Bakterien von der Sorte, die den vielen Zucker optimal verwerten kann. Hinzu kommt, dass im Körper von Menschen mit Gewichtsproblemen häufig auch mehr entzündliche Prozesse ablaufen als bei den Dünnen, zum Beispiel in der Leber. Wenn die Darmbarriere durchlässig ist *(leaky gut)*, treten Bakterien durch die Pfortader in die Leber über und rufen dort Entzündungen hervor, die ebenfalls dick machen. Einer weiteren Theorie zufolge können Darmbakterien, je nach Typ, unseren Hunger beeinflussen.

Einige Forscher vermuten inzwischen sogar, dass ein gestörtes Mikrobiom sich auch negativ auf das Gehirn auswirken und die Parkinson-Krankheit mitauslösen könnte. In seiner dazu durchgeführten Studie entdeckte Timothy Sampson vom California Institute of Technology in Pasadena, dass bei für Parkinson anfälligen Mäusen die negative Entwicklung mit einer gestörten Darmflora begonnen haben konnte. Auslöser für Parkinson ist ein Protein, das aus noch unbekannten Gründen bei manchen Menschen die Neuronen im Gehirn schädigt und zur Ausbildung der Krankheit führt. Die Ergebnisse der Studien mit Mäusen deuten darauf hin, dass bei Parkinson Mikroben im Darm beteiligt sein könnten. Man weiß, dass von Parkinson Betroffene oft schon Jahre vor dem Ausbruch der Erkrankung über Verdauungsprobleme klagten, was ebenfalls auf ein gestörtes Mikrobiom hinweist.

Die Zusammensetzung der Mikroorganismen in unserem Darm spielt also eine große Rolle bei Hunger, der Nahrungsverwertung und dem Gewicht, aber auch bei unserer Gesundheit allgemein bzw. der Anfälligkeit für Krankheiten. Wie Untersuchungen ebenfalls gezeigt haben, ist dieses System in unserem Bauch sehr anpassungsfähig und reagiert schnell auf eine Ernährungsumstellung: Unsere Darmflora verändert sich schon binnen weniger Tage. Was wir heute essen (und was lieber nicht!), bestimmt also bereits in der nächsten Woche unsere Darmflora, und daran hängen wieder unser Immunsystem, unser Befinden und unser Gewicht.

Laut Studien mit Menschen, die an Schlafstörungen litten, entfaltet das Fasten auch in diesem Zusammenhang positive Wirkungen. Da ein gesunder Schlaf essenziell ist für unser Wohlbefinden und unsere Regeneration, kann uns schon allein dies einen guten Grund und die ausreichende Motivation für das Fasten liefern. Guter Schlaf beeinflusst die gesamte Stimmung eines Menschen günstig. Welcher Mechanismus dafür verantwortlich ist, wissen wir noch nicht genau, aber vieles deutet darauf hin, dass die Ausschüttung endogener »Wohlfühl«-Botenstoffe wie Catecholamine (zu dieser Stoffgruppe gehören das Dopamin und seine »Verwandten«), Epinephrin (Adrenalin, »Stresshormon«) und Corticosteroide (Steroidhormone) dabei eine Rolle spielt.

Ein weiterer durch das Fasten verstärkt freigesetzter Neurotransmitter ist das Serotonin, das gerne als »Glückshormon« bezeichnet wird. Diese »endogene«, also vom Körper selbst hergestellte Substanz kann bei Depressionen und Migräne heilsam wirken. Die Pharmaindustrie macht sich diesen Effekt bei ihren neuroaktiven Anti-Migräne-Wirkstoffen zunutze, sie regen die Freisetzung von Serotonin an. Aber warum sollen wir Medikamente nehmen, wenn wir diesen »Glücks-Botenstoff« auch selbst produzieren können?

Andere Studien zeigten, dass auch Patienten, die unter chronischen Schmerzen litten, vom Fasten profitieren: Ihre Schmerzzustände ließen sich durch den zeitweiligen Nahrungsverzicht messbar reduzieren. Hierfür wurden die Konzentrationen des Wachstumsfaktors BDNF (siehe S. 110) bestimmt.

Wie Sie aus all diesen Beispielen ersehen können, ist der Erkenntnisstand und vor allem die Beweislage der Wissenschaft bezüglich der positiven Wirkungen des Fastens noch ziemlich dürftig. Meiner Ansicht nach hängen sie mit unserer Evolution zusammen: Der Zeitraum, seitdem wir dank unserer modernen Errungenschaften Krankheiten heilen können, ist noch nicht sehr lang. Viel länger war der Zeitraum, in dem die Menschen auf ihre natürlichen Ressourcen zurückgreifen und auf ihre Selbstheilungskräfte setzen mussten. Wenn wir uns nun auf das Fasten und seine Funktionen rückbesinnen, werden wir erfahren, dass unser Körper viele Heilungsmechanismen in unserer DNA gespeichert hat.

ZUSAMMENFASSUNG

Die »6:1-Diät«: Von welchen Gesundheitsnutzen Sie kurz- und langfristig profitieren

Die meisten positiven »Nebenwirkungen« des Fastens entstehen durch Reaktionen im Gehirn. Selbst kerngesunde Menschen profitieren von den positiven körperlichen Abläufen und physiologischen Veränderungen beim Fasten, wie zum Beispiel:

- Neurogenese/neuronale Plastizität (Bildung neuer Nervenzellen und -verknüpfungen, »Anpassungsfähigkeit« des Gehirns)
- Autophagie (»Selbstreinigungsmechanismus« der Zellen)
- Verstärkte Serotoninausschüttung
- Austausch/Erneuerung der weißen Blutkörperchen
- BDNF-Freisetzung

Auf folgende Krankheiten und ihren (klinischen) Verlauf hat das Fasten möglicherweise ebenfalls positive Auswirkungen:

- Koronare Herzkrankheit
- Schlaganfall
- Diabetes mellitus Typ 2
- Krebs
- Asthma
- Schlafstörungen
- Depressionen

KAPITEL 5

Schlemmerwoche –

Ernährungstipps und Rezepte für die restlichen sechs Tage

Wenn die »6:1-Diät« für Sie zu einem selbstverständlichen Ritual geworden ist, könnte in Ihnen der Wunsch erwachen, an den restlichen sechs Wochentagen bewusster zu essen als bisher. Aber wie? Nie gab es eine größere Auswahl an Lebensmitteln und Ernährungsweisen, und nie herrschte ein solches Durcheinander. Wie funktioniert sie denn nun wirklich, die optimale Ernährung? Power Food, Super Food, Slow Food – vieles ist angesagt, doch was macht wirklich Sinn? In diesem Kapitel zeigen wir Ihnen, wie einfach es ist, sich gesund, leicht und lecker zu ernähren, sein Essen nach Herzenslust zu genießen und dabei auch noch abzunehmen.

Essen soll uns nicht nur mit Energie und Vitalstoffen versorgen, sondern vor allem Spaß machen, unser Leben verschönern und für sinnliche Genüsse sorgen. Leichter gesagt als getan! Denn zu all den oft schon sehr verwirrenden Ernährungstrends gesellen sich immer neue ultimativen Erfolg versprechende Diäten, die entweder Kalorien, Fett oder Kohlenhydrate weglassen, oder Ernährungsweisen, die sich daran orientieren, was unsere Großeltern oder unsere Vorfahren in der Steinzeit gegessen haben. Ganz modern: das Super Food, weil nur das uns angeblich mit den benötigten wertvollen Biostoffen beliefert. So entstand ein stetig wachsender Markt mit Lifestyle-Produkten und Spezialnahrungsmitteln für wenige Erkrankte, dies hat aber zugleich zahlreiche Menschen verunsichert. Vielleicht klingt es ja irgendwie interessanter, wenn man seinen Latte macchiato mit Sojamilch statt mit ordinärer Kuhmilch bestellt, weil es neuerdings schick ist, an einer Laktoseintoleranz zu leiden.

Nahrungsmittelintoleranzen – echt oder Modeerscheinungen?

Inzwischen glauben immer mehr Menschen, dass sie Gluten, Laktose oder Fructose nicht vertrügen und ihre Gesundheit davon Schäden nähme. In Wahrheit jedoch leiden nur sehr wenige Menschen an einer echten Lebensmittelunverträglichkeit, und die wirklich Betroffenen merken das an den Reaktionen ihres Körpers (mitunter auch an ihrer Stimmungslage) sehr deutlich. Bei der Autoimmunerkrankung Zöliakie findet bei den Betroffenen eine Autoimmunreaktion auf Gluten (präzise: auf das darin enthaltene Klebereiweiß) statt, die in der Regel zu einer chronischen Entzündung und allmählichen Zerstörung der Dünndarmschleimhaut führt, was sehr starke Beschwerden hervorruft. (Eine Glutenintoleranz kann jedoch auch Symptome außerhalb des Verdauungstrakts verursachen, beispielsweise bei der Hashimoto-Schilddrüsenentzündung eine Rolle spielen.) Doch glücklicherweise sind nur geringe Prozentsätze der Bevölkerung von einer echten Glutenintoleranz oder von einer Glutenempfindlichkeit (Glutensensitivität) betroffen.

Trotzdem denken immer mehr Menschen, es könne ja nicht schaden, mit der Mode zu gehen und ab jetzt einen Bogen um Gluten zu machen. Fachleute wie beispielsweise der führende Experte auf dem Gebiet der Glutenforschung, Prof. Alessio Fasano (Harvard University & MassGeneral Hospital *for* Children), raten jedoch ausdrücklich davon ab, Gluten zu meiden, wenn man es verträgt, da in Getreide ja auch wichtige Nährstoffe (Vitamine, Mineralstoffe) enthalten sind, auf die man nicht ohne Not verzichten sollte. Und so einfach ist die Ernährungsumstellung auf glutenfrei ja (leider – für die Betroffenen!) auch gar nicht. Herkömmliches Brot beispielsweise besteht in der Regel aus Mehl, Hefe, Salz, Gewürzen und Wasser und hat charakteristische Eigenschaften, für die wir es ja auch lieben: Es ist außen knusprig und innen fluffig-locker. Bei glutenfreiem Brot wird versucht (und dazu bedurfte es langjähriger Forschungen) diese Merkmale mit anderen Mitteln zu erreichen, und die Zutatenliste liest sich etwa so: Wasser, Maisstärke, Sauerteig, Buchweizenmehl, Reismehl, Apfelfaser, Zuckerrübensirup, Reisstärke, Sonnenblumenöl, Sojaprotein, Salz, Verdickungsmittel: Hydroxypropylmethylcellulose, Apfelextrakt, Hefe, Zucker, Säuerungsmittel: Weinsäure, Zitronensäure. Das ist wirklich nur für Betroffene gesünder! Und das Motto »Gluten weg, Bauch weg« ist nichts anderes als eine clevere Marketingstrategie, die nicht zutrifft, das heißt, es ist ein leeres Versprechen. Aber die Lebensmittelindustrie profitiert davon: Schließlich kosten glutenfreie Lebensmittel oft ein Mehrfaches der glutenhaltigen Produkte.

Menschen, die sich aus innerer Unsicherheit in Ängste vor Allergien und Nahrungsmittelintoleranzen hineinsteigern, schaden damit möglicherweise ihrem Körper und machen sich damit selbst das Leben schwer – und ihrer Umwelt leider auch! Man ist natürlich immer gut beraten, vor einer privaten Essenseinladung seine Gäste nach Nahrungsmittelunverträglichkeiten und am besten auch nach ihren Abneigungen zu befragen, um bei der Wahl und Zubereitung eines Menüs kein Risiko einzugehen – aber wenn man auch noch jede Menge (aus Gesundheitsgründen unnotwendige) »Essensideologien« berücksichtigen muss, können einem schon die Rezepte aus- und der Spaß am Kochen vergehen. An Fragen wie gluten-, laktose- und fructosefrei, vegetarisch oder gar vegan, paleo oder doch lieber Superfoods hat vor 30 Jahren noch kein Mensch gedacht, doch inzwischen sind sie gesellschaftlich sehr wichtig geworden. Das scheint eher ein Symptom von Überfluss zu sein und des Mangels an sinnvollem Umgang mit Nahrung bzw. an falschen Kriterien orientierten Ernährungsweisen. Gehen Sie doch mal auf Abstand von der ganzen Problematik, indem Sie einen Fastentag einlegen, vielleicht erscheint Ihnen das Thema »gesunde Ernährung« hinterher weniger belastend!

Nach unserer Beobachtung sind Menschen, die sich immerzu mit dem Thema »Ernährung« beschäftigen, leicht dazu geneigt, andere zu bevormunden und sie gar missionieren zu wollen, wobei sie sich leider häufig selbst auch falsch ernähren. Viel Glaube, aber wenig Wissen! Beispielsweise ist eine vegane Ernährung nicht zwangsläufig gesund, biologisch, ökologisch und fair. Oft enthalten vegane Nahrungsmittel/Gerichte viel Zucker bzw. Süßungsmittel (etwa den bis zu 92 % aus Fructose bestehenden Agavendicksaft), Salz, Fett und chemische Zusätze sowie unethische Bestandteile wie Palmöl, für das Regenwälder gerodet wurden und immer noch werden. Außerdem sind manche Ernährungsvarianten derart kompliziert und speziell, dass die Menschen, die sie praktizieren, sich selbst dadurch aus ihrem sozialen Umfeld »ausklinken«.

Doch was hat sich im Lauf der letzten Jahrzehnte derart verändert, dass wir nicht mehr einfach nur essen können, sondern unsere Ernährung zu einer Art »Ersatzreligion« geworden ist? Sehr viel! Laut Psychologen liegt es daran, dass die Familie als sozialer und der religiöse Glaube als ethisch-moralischer Rückhalt verloren gegangen sind. In diese Lücke ist das Thema »Ernährung« gestoßen, als neues Ordnungs- und Wertesystem, weshalb die Beschäftigung damit bei manchen Menschen religiöse Züge annimmt. Und die Anhänger der jeweiligen neuen Glaubensrichtung vertreten ihre Ansicht, welche Ernährung biologisch, ethisch und gesund sei, mit dem dazugehörigen missionarischen Eifer.

Die Vielfalt der modernen Nahrungsmittel und Ernährungsmodelle, die ständig neuen Empfehlungen von Fachleuten oder solchen, die sich dafür ausgeben, sowie die für Normalsterbliche damit verbundenen Probleme haben das Essen ungeheuer verkompliziert. Vielen scheint der »Ernährungsdschungel« inzwischen völlig undurchdringlich. Angesichts der zahllosen mehr oder weniger schweren Irrtümer, die man beim Essen angeblich begehen kann, resignieren immer mehr Menschen vor dieser Herausforderung. Sie verlieren die Freude am Essen und ihre Genussfähigkeit, stecken daher lieber den Kopf in den Sand und bleiben bei ihrem alten Trott – der sie im schlimmsten Fall die nächstgelegene Imbissbude ansteuern lässt. Dabei könnte alles doch so einfach sein …

Ausweg aus dem Ernährungslabyrinth

Tag für Tag beglücken uns die Medien mit neuen Informationen oder auch Horrormeldungen zum Thema »Ernährung«. Was gestern noch galt, hat heute keine Bedeutung mehr. Wenn eine Studie den Verzehr von Eiern verteufelt, können Sie sicher sein, dass spätestens zwei Tage danach eine andere Studie genau das Gegenteil behaupten wird. Das Ei ist zum Paradebeispiel für diesen Ernährungsirrsinn geworden. Seit es Eier gibt, haben die Menschen sie auch verspeist. Bis der Zusammenhang von Cholesterin und Herzinfarkt bekannt und das Ei zum Sündenbock erklärt wurde. Fast 20 Jahre lang ist es als lebensbedrohliche »Cholesterinbombe« verteufelt worden. Wer seinem Herzen schaden wollte, so die These, brauchte nur regelmäßig Eier zu essen.

Der Grund: Cholesterin ist eine freie Fettsäure, die im Blut vorkommt. Zu viel Cholesterin gilt als eine der Ursachen für Herzinfarkt und Schlaganfall, wobei man zumindest bei der Hälfte der betroffenen Männer wirklich auch zu hohe Werte entdeckt hatte. Früher ging man davon aus, dass wir Cholesterin über die Nahrung aufnehmen, es dadurch ins Blut gelangt und dann den Blutfluss stören kann. Und so geriet auch das Ei unter Generalverdacht, denn ein Hühnerei hat 239 Milligramm Cholesterin. Ein so hoher Wert musste gesundheitlich doch äußerst bedenklich sein. Den Referenzwert, also ab wann Cholesterin zu hoch und damit gefährlich für uns ist, hatte die Pharmaindustrie mithilfe von Forschern irgendwann so festgelegt. Und allein auf diesem Cholesterinwert basierten die Anklagen gegen das Ei: Schon in einem einzigen Eigelb stecken zwei Drittel der Cholesterinmenge, die von Ernährungsberatern als tägliche Höchstdosis empfohlen wurde.

Und damit waren nicht nur Eier tabu, in der Folge traf es auch andere tierische Erzeugnisse, die ebenfalls Cholesterin enthalten. Und so entstand rasend schnell ein Markt für cholesterinfreie Produkte. Es folgten viele Studien zu diesem Thema. Doch darin wurde u. a. festgestellt, dass die Cholesterinwerte im Blut immer gleich blieben – unabhängig vom Eierkonsum. Äußerst mysteriös! Wenn cholesterinhaltige Nahrungsmittel also nicht grundsätzlich den Cholesteringehalt im Blut erhöhen, dann ergab es auch keinen Sinn, einzelne Nahrungsmittel nach ihrem Cholesteringehalt zu bewerten und dementsprechend zu empfehlen bzw. zu verbieten.

Nicht anders erging es dem Fett. Plötzlich galt es als *der* Dick- und Krankmacher und wurde von der Gesundheitsbewegung auf den Index gesetzt. Das hatte zur Folge, dass eine neue Ernährungspyramide errichtet wurde, die Getreide- und Milchprodukte sowie Obst und Gemüse propagierte, woraus aber sämtliche Fette verbannt wurden. Die Lebensmittelindustrie sprang (natürlich?) sofort auf diesen Zug auf und brachte immer mehr fettfreie oder fettreduzierte Produkte heraus. Doch das Einzige, was diese Anti-Fett-Kampagne bei der Bevölkerung bewirkte, war ein drastisch ansteigender Konsum von Weißbrot und Getreideprodukten, also von Kohlenhydraten, weil die ja praktisch fettfrei sind. Denn wenn Menschen weniger Fett essen, nehmen sie normalerweise mehr Kohlenhydrate zu sich. Gemüse und Obst waren bei den wenigsten die erste Wahl. Das fettarme oder fettfreie, dafür jedoch enorm kohlenhydratreiche Essen führte zu gewaltigen Gewichtsproblemen und Diabetes, weil die Risiken falsch eingeschätzt worden waren.

Das Ei ist glücklicherweise längst von seinem Negativimage befreit. Inzwischen gibt es wissenschaftliche Studien, in denen die ursprüngliche Behauptung eindeutig als falsch entlarvt wurde. Heute sagen Gesundheitsexperten: Wer sich ausgewogen ernährt, dem schadet ein Ei pro Tag überhaupt nicht. Im Gegenteil. Eier sind gesund. Damals hatte man nämlich übersehen, dass der Cholesteringehalt der Nahrung nur einen geringen Einfluss auf den Cholesterinspiegel im Blut hat und dass jeder Mensch anders darauf reagiert. Eier enthalten zudem sehr viele wertvolle, weil gesunde Bestandteile. So kann beispielsweise das Lecithin im Ei die Cholesterinaufnahme im Darm sogar senken. Nach dem heutigen Wissensstand spricht also nichts gegen ein Ei pro Tag, vieles sogar dafür.

Fettes Fleisch, Wurst und Speck hingegen enthalten neben Cholesterin auch viele gesättigte Fettsäuren, was wiederum bei regelmäßigem Verzehr großer Mengen den Spiegel des LDL-Cholesterins im Blut, also das Risiko für Herz-Kreislauf-Erkrankungen, erhöhen kann. Dasselbe gilt für die sogenannten Transfettsäuren, das sind Fette, die beim künstlichen (chemischen) Härten von Pflanzenölen, aber auch beim Erhitzen ungesättigter Fettsäuren entstehen und die unser Körper nicht verarbeiten kann. Sie stecken in stark verarbeiteten (hochprozessierten) Lebensmitteln wie Fertigprodukten und Backwaren (so etwa in Croissants) und vor allem in Frittiertem – also in Chips, Pommes und Panaden und sogar in vielen der als so gesund geltenden Müsliriegel.

Milchprodukte wie etwa Käse sind zwar ebenfalls reich an gesättigten Fettsäuren, doch kamen Studien zu dem Ergebnis, dass der regelmäßige Verzehr von Käse das Risiko für Herz-Kreislauf-Erkrankungen wohl nicht erhöht.

Kurzer Überblick angesagter Ernährungsweisen

Wenn heutzutage niemand mehr weiß, welche Ernährung wirklich gesund und sinnvoll ist, dann sollten wir einfach wieder so essen wie früher, besser noch wie in der Steinzeit, meinen die Anhänger der Paleo-Ernährung. Es ist keine Diät, sondern eine »artgerechte« Ernährungsweise, bei der Lebensmittel wegfallen, die wir erst seit rund 10 000 Jahren durch Ackerbau und Viehzucht kennen. Erlaubt sind: Gemüse, hochwertige Tierprodukte, Obst, Nüsse, Samen, Eier, Honig, aber weder Getreide noch Hülsenfrüchte. Verboten sind außerdem alle industriell verarbeiteten Lebensmittel wie Milch und Milchprodukte, Zucker, gehärtete Fette, Getreideprodukte und Reis. Die Paleo-Diät kann tatsächlich dabei helfen, Übergewicht und Diabetes zu reduzieren, da durch den Verzicht auf Getreide der Blutzuckerspiegel im Gleichgewicht gehalten wird. Die Umsetzung ist an sich einfach, die Konsequenz jedoch trifft viele hart: Brot, Nudeln, Reis und sämtliche Getreideprodukte sind tabu, raffinierter Zucker und Produkte, die welchen enthalten, ebenfalls. Gesüßt werden darf nur mit Honig und Ahornsirup. Auch Butter und Milchprodukte sind ganz vom Speiseplan gestrichen und werden durch pflanzliche Öle ersetzt. Der Vorteil dieser Ernährung liegt auf der Hand: Es fallen alle künstlichen Stoffe, raffinierter Zucker und stark verarbeitete Produkte komplett weg, der Anteil an dick machenden Kohlenhydraten ist gering.

Ähnlich ist es beim Clean Eating. Die Grundidee dieses ganzheitlichen Konzepts, des »cleanen«, sprich natürlichen Ernährungsstils ist es, den Körper stets mit wertvollen Vitalstoffen zu versorgen und »leere« Kalorien zu meiden, weil sie dem Körper nicht nur nichts bringen, sondern ihm schaden. Clean Eater sind hauptsächlich junge Menschen, die überwiegend selbst kochen. Sie essen viel Obst, Salat, Gemüse aus saisonaler und regionaler Erzeugung sowie Vollkornprodukte. Mit dem Kauf regionaler Produkte sollen auch die ansässigen Bauern unterstützt und dank der kurzen Transportwege die Umwelt geschont werden. Fleisch aus artgerechter Haltung und Fische aus Wildfang oder Bio-Aquakulturen sind erlaubt. Das hat natürlich seinen Preis. Nicht nur deswegen liegt der Fokus auf pflanzlichen Produkten und weniger auf Fleisch. Und erste Studien belegen: Diese Ernährung macht Sinn. Die ballaststoffreiche Kost sättigt, fördert die Verdauung und hält den Blutzuckerspiegel im Gleichgewicht.

Ein völlig anderes Weltbild propagiert die Super-Food-Bewegung. Unter den Begriff »Super Food« fallen alle Lebensmittel, die besonders viele Vitamine, Mineralstoffe und sekundäre Pflanzenstoffe enthalten sollen. Und auch auf diesen neuen Trend hat die Lebensmittelindustrie schnell reagiert, wobei der ökologische Aspekt beim Transport der Exoten zu uns dabei überhaupt keine Rolle zu spielen scheint. Aber für unsere Gesundheit ist ja auch kein Weg zu weit. Je exotischer, umso besser, wie es scheint. Bis vor wenigen Jahren kannten die wenigsten Chia-Samen, Chlorella- und Spirulina-Algen, den Moringa-(Meerrettich-)Baum, Goji- oder Açai-Beeren und ihren angeblich immensen Nutzen für unsere Gesundheit.

Doch das hat sich gründlich geändert: Heute wissen wir, dass bei den Indianern Lateinamerikas Chia-Samen als Sattmacher und Abführmittel seit jeher hoch im Kurs stehen und die als »Açai-Beeren« bekannten Palmfrüchte als Fettkiller und Faltenglätter wirken sollen. Die Goji-Beeren werden in China als Naturheilmittel gegen zahlreiche Wehwehchen geschätzt. Veganer lieben die Chlorella-Alge, weil sie angeblich den Vitamin-B$_{12}$-Bedarf mit pflanzlichen Mitteln stillen kann. Das stimmt allerdings nicht, da das in der Alge enthaltene Vitamin für den menschlichen Körper nicht verwertbar (nicht »bioverfügbar«) ist. (Aber diese Hintergründe lassen sich natürlich trotzdem wunderbar als Verkaufsargumente verwenden!) Spirulina wurde schon vor über 1000 Jahren von den Azteken als Heilmittel bei Infekten, Erkältungen, Fieber und Grippe eingesetzt. Die blaugrüne Süßwasseralge, die nur unter tropischer Sonne gedeiht, ist reich an Eiweiß, Aminosäuren, Mineralien, Spurenelementen und mehrfach ungesättigten Fettsäuren. Als basisches Nahrungsmittel stabilisiert und unterstützt die Spirulina-Alge eine gesunde Darmflora und somit das Immunsystem.

Doch auch in unserer Heimat gibt es solche natürlichen Heilmittel wie beispielsweise Sauerkraut, nur nennen wir sie hier nicht »Super Food«. Durch die Fermentation von Weißkraut entstehen Milchsäurebakterien mit probiotischer Wirkung. Wir brauchen nur ab und an Sauerkraut und/oder milchsauer eingelegtes Gemüse zu essen, um unserer Darmflora etwas richtig Gutes zu tun.

Und, ja, Chia-Samen enthalten viel Kalzium, Ballaststoffe, Omega-3-Fettsäuren und Aminosäuren, aber Milch, Eier, Thunfisch und Rapsöl auch! Mit Wasser übergossen, quillt Chia-Samen um das Zehnfache auf, bildet ein Gel und füllt den Magen. Aber ein paar Mandeln liefern ebenfalls hochwertige Nährstoffe und machen genauso schnell satt. Goji-Beeren sind prall gefüllt mit Antioxidantien, doch unsere einheimischen Blaubeeren enthalten wesentlich mehr! Und die – meist aus China importierten – Goji-Beeren wiesen bei Lebensmitteluntersuchungen zum Teil sehr hohe Pestizidbelastungen auf. Nicht zu vergessen: Bei einigen Nährstoffen kann ein Zuviel sogar gefährlich werden!

Im Zentrum neuer Ernährungsideen stehen oftmals nicht der Genuss, die Rücksicht aufs Tierwohl oder der ökologische Fußabdruck; vielmehr scheint es in unserer Überflussgesellschaft einfach nur noch hip zu sein, sich durch seine Ernährung als »anders« zu definieren und sich künstlich von der »breiten Masse« abzuheben. Die Marketingabteilungen der Lebensmittelindustrie nutzen diesen Trend perfekt für ihre Zwecke. Und das führt direkt zur nächsten Ernährungsideologie.

Unter dem Stichwort »Functional Food« verkaufen Hersteller inzwischen Lebensmittel, die zusätzlich mit Vitaminen, Folsäure, Omega-3-Fettsäuren oder Milchsäurebakterien angereichert sind und dadurch unserer Gesundheit förderlich sein sollen. Dass dieser Zusatznutzen mehr kostet und in allererster Linie den Herstellerfirmen einen Zusatznutzen beschert, liegt auf der Hand. Denn ähnlich wie beim Super Food ist auch das alles ziemlich überflüssig. Das beste Functional Food liefert uns nach wie vor die Natur pur, in Form von Obst, Salaten und Gemüse. Und während niemand Gefahr läuft, sich beim Verzehr der Naturprodukte eine gefährliche Überdosis an Vitaminen oder anderen Nährstoffen »einzufangen«, besteht dieses Risiko beim künstlichen Functional Food sehr wohl. Wissenschaftliche Studien haben längst belegt, dass Kunstvitamine schädlich sein und zum Teil sogar lebensverkürzend wirken können. Denn künstlich nachgebaute Vitamine sind keineswegs identisch mit den natürlichen Vitaminen, sie können die Powerpakete, die in Obst, Salat und Gemüse stecken, nicht nachbilden und schon gar nicht ersetzen.

Slow Food nennt sich eine Bewegung, die sich gegen den Fast-Food-Trend stemmt und vor allem für den Genuss am Essen und die Verwendung regionaler Zutaten bester Qualität starkmacht. Die 1986 in Italien entstandene und inzwischen weltweit präsente Initiative engagiert sich mit Veranstaltungen und Messen aktiv gegen Fast Food und hektisches Essen aus der Hand. Sie hat sich zum Ziel gesetzt, biologische Vielfalt, nachhaltige, umweltfreundliche Lebensmittelproduktion gerade auch in kleinen Bauernhöfen, Betrieben und Manufakturen sowie die Freude an der Qualität der Produkte, am Essen und den Geschmack zu fördern. Mit Liebe und hochwertigen Zutaten zu kochen, langsam und mit Bedacht zu essen, erhöht den Genuss. Mittlerweile orientieren sich auch schon viele Restaurants an diesem Prinzip.

Das Prinzip der vegetarischen und veganen Küche lässt sich kurz und knapp auf einen Nenner bringen, es heißt: »nichts, was Augen hat«. Und auch wer von Fleisch & Co. Abstand hält, kann heute aus einem äußerst vielfältigen Angebot wählen. Beim Rückblick über ein paar Jahrzehnte wird man feststellen, dass die vegetarische Ernährung keine Erfindung der Moderne ist. Fleisch bildete früher die Ausnahme und galt als Festtagsessen (»Sonntagsbraten«), weil es rar und teuer war. Unser heutiger Fleischkonsum wurde erst mit der modernen und mehr als fragwürdigen Tier-Produktion möglich. Doch wer rein vegetarisch lebt, ist nicht automatisch gesünder und schlanker – auch mit vegetarischer Kost kann man dick werden und in einen Nährstoffmangel geraten. Denn vegetarisch essen ist weit mehr als nur der Verzicht auf tierische Produkte. Aber da viele Vegetarier nicht einfach nur das Fleisch weglassen, sondern sich bewusst mit ihrer Ernährung beschäftigen, pflegen sie oft auch einen gesunden Lebensstil und bleiben schlank.

Die Steigerung von vegetarisch heißt vegan – ein sehr junger Trend. Vegan bedeutet kurz gefasst: Man darf keinerlei tierische Produkte mehr verwenden, nur rein Pflanzliches ist erlaubt. Das fängt bei Milch, Butter oder Eiern an und endet bei Daunen in Federbett und Jacke sowie beim Leder von Taschen, Gürteln und Schuhen. Alles, was auch nur irgendwie von einem Tier stammen könnte oder damit in Berührung gekommen ist, gilt bei Veganern als tabu. Doch wer beim Kochen komplett auf tierische Produkte verzichtet, muss erfinderisch sein. Statt mit Eiern, Butter oder Milch zu zaubern, heißt es nun, mit pflanzlichen Ölen, Nüssen, Soja-, Mandel- oder Reismilch auszukommen. Da muss als Sahne- oder Käseersatz schon mal ein Püree aus Cashewnüssen und Wasser herhalten, in die Bolognese-Sauce wandert Tofu statt Rinderhack. Und auch bei Kleidung, Schuhen und Kosmetik muss alles streng vegan sein. Diese Lebensweise macht den Alltag sehr kompliziert und kostspielig.

Ernährungswissenschaftler und Ärzte stehen extremen Ernährungsformen wie dieser mehr als skeptisch gegenüber, vor allem, was die Versorgung mit Vitaminen und Mineralstoffen betrifft. In einer gänzlich pflanzlichen Ernährung fehlt beispielsweise das Vitamin B. Es ist jedoch essenziell für unser Nervensystem und zur Blutbildung. Außerdem droht ein Mangel an weiteren Vitaminen, Kalzium und Jod. Deswegen sind Veganer dazu angehalten, ihre Blutwerte regelmäßig kontrollieren zu lassen und etwaige Mängel mit Tabletten auszugleichen. Und spätestens hier stellt sich dann doch die Frage nach Sinn und Unsinn.

Bei den meisten Veganern sind ethische und ökologische Aspekte ausschlaggebend für ihre Ernährungsweise. Dadurch soll nicht nur die weitere Rodung der Regenwälder verhindert werden, sondern auch der modernen Qual-Tierproduktion ein Ende gesetzt werden – alles sinnhaft, wichtig und mehr als dringend notwendig. Doch wir sollten diese Ziele auch auf andere Weise erreichen können. Mit jedem Einkauf beeinflussen wir nicht nur unser Gewicht und unsere Gesundheit, sondern auch das Tierwohl und die Natur. Als Konsumenten entscheiden wir, was auf unseren Tellern landet, und wir müssen auch die Verantwortung dafür übernehmen.

Der Konsument bestimmt den Markt und dessen Bedingungen

Zurück zum Beispiel Ei: Es gibt Eier aus Legebatterien, wo die Hühner unter schlimmsten Bedingungen ein elendes, erbarmungswürdiges Dasein fristen. Hier fehlt der Respekt vor unseren Mitgeschöpfen völlig! Sie können aber auch Eier von glücklichen Hühnern kaufen, die artgerecht gehalten werden und nebenbei zu unserer Freude ihre Eier legen. Der Unterschied schlägt sich im Preis nieder, und Sie entscheiden mit jedem Ihrer Einkäufe über die Lebensumstände der Tiere und die Qualität der Erzeugnisse, die Sie bekommen. Wenn Sie sich selbst und dem Federvieh etwas Gutes tun möchten, kaufen Sie nur noch Bio-Eier, die mit der Ziffer 0 für ökologische Erzeugung gekennzeichnet sind. Dann essen Sie Eier von sehr wahrscheinlich glücklichen Hühnern. Die Ziffer 1 steht für Freilandhaltung, die 2 für Bodenhaltung und die 3 für Käfighaltung.

Was für das Ei gilt, trifft auch auf das Huhn und andere Tiere zu, die wir essen wollen. Der Respekt für diese Mitgeschöpfe sollte unsere Kaufentscheidung beeinflussen. Wer nur auf den Preis schaut, kauft Ware aus Massentierhaltung irgendwo auf der Welt, wohin und woher die Tiere erst auf den inzwischen aus dem Fernsehen bekannten Horrortransporten gelangen. In entsprechenden Betrieben wird das Fleisch durch »Turbomast« unter den verheerendsten Lebensbedingungen für die Tiere produziert. Ohne Rücksicht, ohne Gnade. Ein einziges Martyrium, Ausbeutung im Namen der Billigpreise. Die mäßige bis miserable Fleischqualität zeigt sich dann schnell, so etwa beim Braten: Das Fleisch schrumpft in der heißen Pfanne beinahe schlagartig zusammmen, Ursache ist sein hoher Wassergehalt.

Denken Sie beim Einkaufen bitte immer daran: Artgerechte und ökologische Tierhaltung findet nur dann weitere Verbreitung, wenn der Konsument durch sein Kaufverhalten dafür sorgt. Lieber weniger Fleisch und Fisch, das dafür aber in hoher Qualität von Tieren, die während ihres kurzen Daseins wenigstens achtsam und freundlich behandelt wurden.

Ein Rückblick auf die letzten 50 Jahre hat gezeigt, wie rasant sich unser Lebensstil allein in diesen wenigen Jahrzehnten gewandelt hat. Doch um zu verstehen, wie unser Körper eigentlich tickt, müssen wir viel weiter zurückgehen und die Evolution betrachten. Denn unsere Zellen funktionieren immer noch nach einem uralten Muster. Unsere steinzeitlichen Urahnen haben sich mit Sicherheit über ihren Kalorienverbrauch und ihre Kalorienaufnahme pro Tag nicht den Kopf zerbrochen, geschweige denn, woraus ihre Jagdbeute im Einzelnen bestand. Sie haben die Tiere erlegt und sich dann daran satt gegessen. Basta!

Obwohl wir Menschen von heute alles, was auf unseren Tellern landet, bis ins kleinste Detail analysieren können, ist unser Verhalten eigentlich gleich geblieben. Auch wenn diese winzigen, fast unentzifferbaren Tabellen mit den Inhaltsstoffen und unverständlichen Namen auf den Lebensmittelverpackungen inzwischen Vorschrift sind, wissen viele trotzdem nicht, was für und wie viele Kalorien sie da eigentlich so zu sich nehmen. Und vermutlich möchten sie es auch gar nicht so genau wissen. Aber es kann helfen, ein wenig tiefer in die Chemie unsrer Nahrung »vorzudringen«, um ihre Wirkungsweise besser verstehen zu lernen. Denn jede Kalorie wirkt anders auf unseren Organismus.

Was ist eigentlich eine Kalorie? 1 Kilokalorie (kcal) ist die definierte Energiemenge, die benötigt wird, um die Temperatur von 1 Kilogramm Wasser bei einem Atmosphärendruck von 760 mmHg (Millimeter-Quecksilbersäule) von 14,5 auf 15,5 Grad Celsius (°C) zu erhöhen. Es geht also um Energie. Diese Energie beziehen wir über unsere Nahrung, jedoch in unterschiedlicher Form. Alles, was wir zu uns nehmen, besteht in erster Linie aus drei Hauptnährstoffgruppen, auch »Makronährstoffe« genannt. Dazu zählen Fette, Eiweiße (Proteine) und Kohlenhydrate.

Die meiste Energie beziehen wir aus Fetten, denn ein Gramm Fett liefert 9,3 Kilokalorien, mehr als das Doppelte wie Kohlenhydrate oder Eiweiß. Deswegen wurde Fett lange Zeit verteufelt und der Boden für die »Low Fat«-Welle mit fettfreien oder fettreduzierten Lebensmitteln bereitet – und der Markt dafür. Jeder, der versucht hat abzunehmen, ist auf diesen Zug aufgesprungen. Und so begann die Lebensmittelindustrie damit, immer mehr fettreduzierte oder gar fettfreie Milchprodukte, Wurstwaren, Fertiggerichte & Co. zu produzieren. *Aber leider ist »weniger Fett« nicht automatisch gleich schlank.* Wir können auch nicht gänzlich auf Fett verzichten, denn es ist ein wichtiger Nahrungsbestandteil. Es liefert nicht nur Energie und macht angenehm satt, es dient auch als Geschmacksträger. Fett hilft dem Körper, Vitamine aufzunehmen, Hormone zu regulieren, und es unterstützt das Immunsystem, weil die Zellen es für ihre Kommunikation untereinander brauchen.

Natürlich macht es durchaus Sinn, wenn man bei seiner Ernährung ein Auge auf ihren Fettgehalt hat. Aber Fett ist nicht von Haus aus »böse«. Wir sollen und können nicht gänzlich auf Fett verzichten, weil unser Körper es braucht und weil es sogar dabei hilft, schlank zu werden und zu bleiben. Es kommt nur auf die Art und die Menge an. Denn Fett ist nicht gleich Fett.

Grundsätzlich unterscheidet man zwischen *gesättigten* und *ungesättigten Fettsäuren.* Gesättigte Fettsäuren sind vor allem in tierischen Produkten wie Fleisch, Wurst und Milchprodukten enthalten. Einige gesättigte Fettsäuren benötigt unser Körper auch für bestimmte Prozesse. Das Unschöne daran: Dieses Fett wandert schnell auf unsere Hüften. Zudem erhöht es den Cholesterinspiegel, vor allem das ungesunde LDL-Cholesterin, was im schlimmsten Fall zu Herzinfarkt oder Schlaganfall führen kann. Da kann es nur ein Fazit geben: Gesättigte Fettsäuren sollten wir nur in möglichst geringen Dosen zu uns nehmen.

Ungesättigte Fettsäuren gelten als die gesündesten Fette. Sie stecken vor allem in pflanzlichen Ölen, Nüssen, Samen, Getreide und Fisch. In dieser Gruppe unterscheidet man außerdem zwischen *einfach* und *mehrfach ungesättigten Fettsäuren.* Mehrfach ungesättigte Fettsäuren sind lebensnotwendig. Sie regulieren den Hormonhaushalt, machen das Gehirn leistungsfähig, wirken entzündungshemmend, beugen gegen Herzerkrankungen vor und senken den Cholesterinspiegel. Aber da sie unser Körper nicht selbst herstellen kann, müssen wir sie über die Nahrung aufnehmen.

Zu den ungesündesten Fetten zählen Transfettsäuren oder gehärtete Fette (siehe auch S. 129 f.). Sie entstehen beim Erhitzen ungesättigter Fettsäuren, also beim Frittieren und Braten sowie beim industriellen Härten von Ölen, um streichfähige Fette zu erhalten. Transfette stecken beispielsweise in Pommes, Burgern, Chips und Croissants. Unser Körper kann Transfette nicht verarbeiten, sie schaden der Gesundheit massiv und »bescheren« uns obendrein noch jede Menge Extra-Kilos.

Dass gesättigte Fettsäuren ungesund sind, ist schon lange bekannt. Diese Fettsäuren stecken fast ausschließlich in tierischen Lebensmitteln, also in fettem Fleisch, Wurst, aber auch in Chips, Schokolade, Burgern, Junkfood sowie Fertiggerichten und sollen für einen erhöhten Cholesterinspiegel, Übergewicht, Störungen des Herz-Kreislauf-Systems und sogar Krebs mitverantwortlich sein.

Dass und in welcher Weise gesättigte Fettsäuren auch auf das Gehirn von Kindern und Jugendlichen einwirken, haben Urs Meyer und sein Team von der Universität Zürich anhand einer Studie mit Mäusen belegt. Mäuse, die überwiegend mit Nahrung gefüttert wurden, die gesättigte Fettsäuren enthielt, wiesen kognitive (das Denken und die Informationsverarbeitung betreffende) Defizite auf. Offensichtlich hemmte diese Ernährung die Reifung der Stirnhirnrinde, des sogenannten präfrontalen Kortex. Dieser Teil des Gehirns entwickelt sich langsam, und die Reifung ist sowohl bei Mäusen als auch beim Menschen erst im Erwachsenenalter abgeschlossen. Sie erinnern sich bestimmt noch an Kapitel 2, wo es um Verlockungen ging und um die eigene Stärke, ihnen zu widerstehen – hier kommt der präfrontale Kortex ins Spiel. Denn er ist sowohl für die Erinnerung und Planung als auch für die Impulskontrolle und das Sozialverhalten zuständig. Störungen in der Entwicklung der Stirnhirnrinde haben also ganz fatale Folgen für junge Menschen: Sie werden dadurch nicht nur vergesslich, sondern haben auch eine schwächer ausgeprägte Selbstdisziplin und reagieren impulsiver, das heißt unter Umständen auch aggressiver.

Anstatt also zugunsten Ihres Gewichts auf Fett zu verzichten, sollten Sie lieber darauf achten, hochwertige Fette zu konsumieren, wie sie zum Beispiel in Fisch, Eiern, Nüssen, Olivenöl und Avocados enthalten sind. Diese Fette sind nicht nur gesund, sie machen auch lang anhaltend satt und schmeicheln als gute Geschmacksträger auch dem Gaumen.

Hauptnährstoff Eiweiß

Als zweiter wichtiger Energielieferant fungieren die Proteine, die Eiweiße. Ein Gramm liefert 4,1 Kalorien – nicht einmal die Hälfte von Fett. Als Grundbaustoff für die Zellerneuerung sind Proteine für unseren Körper lebensnotwendig. Der Name leitet sich vom Griechischen *prótos* für »Erster«, »Vorrangiger«, über das daraus gebildete Adjektiv *proteíos* für »vorrangig« und »grundlegend« ab. Der Körper braucht Proteine, um Muskeln und Sehnen aufzubauen und zu erhalten, Zellen zu reparieren und Hormone zu bilden. Proteine sorgen dafür, dass unsere Haut elastisch bleibt, Haare und Nägel wachsen. Der rote Blutfarbstoff Hämoglobin ist ein Transportprotein und befördert Sauerstoff von der Lunge zu den Organen. Auch im Immunsystem erfüllen Proteine eine wichtige Aufgabe: Als Antikörper wehren sie Eindringlinge ab. Eiweiß ist also der Baustein für Muskeln und Organe. Muskeln bestehen zu 75 Prozent aus Wasser, zu 20 Prozent aus Proteinen, und die restlichen 5 Prozent sind eine Mischung aus Fetten, Glykogen und anderem.

Proteine sind Moleküle und bestehen ihrerseits aus kleineren Molekülen, den Aminosäuren, die perlenartig aneinandergereiht sind. Aufgrund dieser differenzierten Struktur gestaltet sich die Energiegewinnung aus Nahrungseiweiß für den menschlichen Körper aufwendiger als die aus Kohlenhydraten oder Fetten. Denn Kalorien liefern nicht nur Energie, sie aufzuspalten kostet uns auch Energie. Die spezifisch-dynamische Wirkung beschreibt die durch die Verarbeitung von Kohlenhydraten, Fetten und Proteinen entstehende Stoffwechselsteigerung oder den daraus resultierenden Energieverlust. Und der liegt bei der Verdauung von Eiweißen ziemlich hoch. Er beträgt bei Proteinen bis zu 30 Prozent des Brennwerts – bei Kohlenhydraten sind es hingegen nur etwa 6 Prozent und bei Fetten gerade einmal rund 3 Prozent. Bei einer eiweißbetonten Ernährung liegt der Energieverbrauch demnach höher. Um 100 Kalorien aus reinem Eiweiß zu verdauen, verbraucht der Körper bis zu 30 Kalorien. Damit schlagen eigentlich nur 70 Kalorien bzw. 70 Prozent der Eiweißmenge zu Buche.

Durch die längere Verdauungszeit von Eiweiß im Magen fühlen wir uns schneller und länger satt. Außerdem regen Proteine den Körper dazu an, mehr Sättigungshormone auszuschütten, wie die Wissenschaftlerin Rachel Batterham vom Londoner University College in einer Studie im Tierversuch nachweisen konnte. Eiweißquellen sind Eier, Milchprodukte, Fisch, Geflügel und Fleisch sowie Soja, Getreide und Hülsenfrüchte.

Hauptnährstoff Kohlenhydrate

Der dritte Hauptnährstoff sind die Kohlenhydrate, schlechthin das Synonym für Zucker. Ein Gramm davon liefert 4,1 Kalorien. Sie sind der begehrteste Energieträger des Stoffwechsels, weil ihre Verdauung schneller abläuft als die von Fetten und Eiweißen. Kohlenhydrate werden im Dünndarm in Glukose, sprich Traubenzucker, umgewandelt. Das heißt, sie sind unser Hauptenergielieferant. Kohlenhydrate stecken in Obst, Gemüse, Salat, Getreide, Brot, Kartoffeln, Nudeln, Reis, Süßigkeiten, Kuchen, Limonaden, Milch, Ketchup, Panaden, in Fertiggerichten und anderen industriell verarbeiteten (»hochprozessierten«) Nahrungsmitteln. Die Liste ist sehr lang, und viele Menschen wären überrascht, wenn sie wüssten, worin überall sich Kohlenhydrate verstecken, ohne dass man es direkt vermuten würde. Ketchup ist so ein Beispiel.

Nicht nur in den USA richten Wissenschaftler verschiedener Disziplinen gemeinsam ihr Augenmerk verstärkt auf die Erforschung der Folgen des Zuckerkonsums. Denn neuere Studien deuten darauf hin, dass das verstärkte Auftreten von Fettleibigkeit und Diabetes *nicht allein von der Kalorienmenge* abhängt, die wir zu uns nehmen, sondern davon, *in welcher Form* wir diese Kalorien zu uns nehmen. Zucker scheint dabei die allerschlechteste Wahl zu sein. In der Studie eines Teams um den Stanford-Forscher Sanjay Basu wurde untersucht, wie zuckerreich die Ernährung in 175 Ländern ist und die Ergebnisse ins Verhältnis zur Häufigkeit des Diabetes Typ 2 gesetzt. Resultat: Dort, wo Menschen mehr Kalorien aus »Zuckerquellen« zu sich nehmen als aus anderer Nahrung, steigt die Zahl der Diabetiker elfmal schneller, und zwar unabhängig davon, wie viel Sport die Menschen treiben oder wie hoch ihr Body-Mass-Index (BMI) ist (mehr dazu auf S. 33 ff.). Deswegen wird in einigen Ländern nun sogar die Einführung einer Zuckersteuer diskutiert.

Mittlerweile haben wir gelernt, dass Zucker zwar gut schmeckt, aber doch sehr ungesund ist, weshalb wir ihn besser meiden sollten. Darauf hat die Lebensmittelindustrie wieder einmal schnell reagiert – weniger aus Sorge um unsere Gesundheit als vielmehr aus Furcht vor Umsatzeinbrüchen – mit einem inzwischen beträchtlich gewachsenen Angebot an Light- und zuckerfreien Produkten. Doch auch der Verkaufsschlager »zuckerfrei«, »light« oder »zero« bietet uns keine Schlankheitsgarantie. »Zuckerfrei« bedeutet keineswegs »ohne Kalorien«. Denn (auch) hier tricksen die Lebensmittelhersteller mit künstlichen Süßstoffen und Zuckeraustauschstoffen. Indizien dafür finden Sie in der kleinen Inhaltsstofftabelle auf der Verpackung, es sind die Fremdwörter, die auf »-ose« enden: Saccharose (Haushalts- oder Rübenzucker), Laktose (Milchzucker), Maltose (Malzzucker), Glukose, Dextrose (Traubenzucker) oder Fructose (Fruchtzucker).

Süßstoffe gaukeln unserem Körper falsche Tatsachen vor. Wenn wir etwas Süßes schmecken, glaubt unser Gehirn, es würde im Blut auch Zucker bei ihm ankommen. Doch Süßstoff ist nun mal kein Zucker, und unser Gehirn, das den Zucker am meisten braucht, lässt sich nicht so einfach hinters Licht führen. Also schlägt es Alarm und sendet verstärkt Hungersignale aus, um endlich Nachschub zu kriegen. Auf diese Weise macht »zuckerfrei« erst richtig Hunger auf Süßes, es erweist uns also einen Bärendienst! Abgesehen davon handelt es sich um fragwürdige chemische Substanzen, die wir mit den künstlichen Süßungsmitteln zu uns nehmen.

Neben den drei Makronährstoffen Fett, Proteine und Kohlenhydrate gibt es noch die Mikronährstoffe, das sind die Vitamine, Mineralstoffe, Spurenelemente, bestimmte Fettsäuren, Aminosäuren und Enzyme sowie weitere Inhaltsstoffe, etwa Wasser oder Ballaststoffe. All diese Nähr- und Inhaltsstoffe braucht unser Körper, es stellt sich nur die Frage, in welcher Menge, in welcher Form und zu welcher Tageszeit.

Was Kohlenhydrate in unserem Körper bewirken

An der Zusammensetzung unserer Nahrung hat sich im Lauf der Jahrtausende nichts Wesentliches verändert. Sie besteht nach wie vor aus Fett, Eiweiß, Kohlenhydraten und Mikronährstoffen. Auch unsere Zellen ticken immer noch im Urprogramm und verarbeiten diese Bestandteile genauso, wie es die Zellen unserer Steinzeitvorfahren taten. Doch etwas ist bei uns schon grundlegend anders: die ständige Zufuhr von Nahrung, die moderne Form der darin enthaltenen Kalorien und insbesondere die große Menge schneller Kohlenhydrate – auf all das ist unser Organismus überhaupt nicht eingestellt. Ein Blick auf die biochemischen Prozesse bei der Verwertung von Kalorien, speziell von Kohlenhydraten, zeigt, warum so viele Menschen mit Übergewicht zu kämpfen haben und weshalb der Diabetes Typ 2 immer mehr zur Volkskrankheit wird.

Beim Verdauungsprozess wird die Nahrung mithilfe spezieller Enzyme (biochemische Katalysatoren) in ihre Einzelbestandteile zerlegt, das heißt in Eiweiß, Fett und Kohlenhydrate. Diese wiederum werden in so kleine Einheiten aufgespalten, dass die Nährstoffe durch die Dünndarmwand ins Körperinnere aufgenommen werden können. Die Kohlenhydrate aus der Nahrung werden zum größten Teil in Glukose (sprich Traubenzucker) zerlegt und dann in die Leber transportiert. (Zur Erinnerung: Kohlenhydrate stecken in Brot und Backwaren, Reis, Nudeln und Kartoffeln, Obst und Gemüse, Süßigkeiten, den meisten Getränken und in vielem mehr.)

Geht die Glukose (der Zucker) ins Blut über, steigt der Blutzuckerspiegel, und als Reaktion darauf schüttet die Bauchspeicheldrüse Insulin aus. Das Hormon soll den erhöhten Blutzucker wieder auf Normalniveau herunterbringen. Denn ein dauerhaft hoher Blutzuckerspiegel hätte gefährliche gesundheitliche Folgen für uns. Ein fallender Blutzuckerspiegel geht jedoch mit Hungergefühlen einher, dem Signal, dass wir wieder Nachschub brauchen. Deswegen haben Menschen, die sich kohlenhydratreich ernähren, auch ständig Heißhunger. Außerdem bleibt das Fett in den Zellen eingelagert, solange Insulin im Blut schwimmt, und kann nicht verbrannt werden. Denn der Zucker genügt ja als Energielieferant.

Wird dem Körper ständig zu viel Zucker zugemutet, speichert er den Überschuss nicht nur in Form von Fettreserven ab. Die Bauchspeicheldrüse ist auch gefordert, immerzu Insulin auszuschütten, um den nach oben geschnellten Blutzuckerspiegel wieder herunterzuregulieren. Wenn die Zellen den im Blut gelösten Zucker mithilfe von Insulin aufnehmen, sinkt der Blutzuckerspiegel wieder. Bei einer Überforderung kommt es allmählich zu einer sogenannten Insulinresistenz und Störungen beim Transport der Glukose in die Zellen. Sie reagieren immer weniger empfindlich auf das Insulin. So bleibt der Zucker im Blut, die Bauchspeicheldrüse produziert weniger Insulin, und der betroffene Mensch entwickelt einen Diabetes Typ 2. (Näheres dazu finden Sie auf S. 112.)

Diabetes, sprich Zuckerkrankheit, ist aber nicht gleich Diabetes! Es gibt zwei Arten dieser chronischen Stoffwechselerkrankung, der Anteil des Diabetes mellitus Typ 1 (vermutlich eine Autoimmunerkrankung, bei der auch eine erbliche Veranlagung mitspielt) liegt bei rund 10 Prozent, der des Typ-2-Diabetes bei etwa 90 Prozent. Er wird auch »Altersdiabetes« genannt, weil er früher vorwiegend bei älteren Menschen in Erscheinung trat. Inzwischen hat sich das Bild jedoch gewandelt: Heute sind immer mehr Jüngere vom einstigen »Alterszucker«, also vom Diabetes Typ 2, betroffen, weil sie sich falsch ernähren, dadurch übergewichtig werden und die ganze oben beschriebene Reaktionskette des Körpers in Gang kommt. Deswegen wird diese Zuckerkrankheit mitunter auch »Lifestyle-Diabetes« genannt.

Wir alle lieben Süßes. Diese Prägung erfolgt bereits mit der Muttermilch, denn sie enthält Laktose (Milchzucker). In Softdrinks stecken ebenfalls Unmengen von Zucker. Außerdem lockt Süßes das »Glückshormon« Dopamin. Und wenn süß auch noch mit Fett kombiniert ist, wie etwa bei Schokolade, dann schüttet unser Gehirn verstärkt Serotonin aus, und das hebt gleichfalls unsere Stimmung. Ein Schokocroissant ist also eine Art »Riesenglückskeks«, den wir uns aber leider auch gleich auf die Hüften kleben könnten. Natürlich braucht unser Gehirn Glukose als Energielieferanten und »Signalgeber«, denn Glukose löst im Gehirn das Sättigungsgefühl aus. Aber essen wir häufig süß, dann empfinden wir »sehr süß« bald als »normal süß«.

Früher war Zucker teuer und daher nicht alltäglich. Er musste erst aus den Ländern importiert werden, wo ein für den Zuckerrohranbau ideales Klima herrschte. Dann entdeckte der Chemiker Andreas S. Marggraf den Zuckergehalt einheimischer Pflanzen wie der Zuckerrübe. Der Zuckeranteil wurde »heraufgezüchtet«, damit Rüben- und Rohrzucker industriell hergestellt werden konnten. Auf diese Weise wurde Zucker ein billiges Konsumprodukt und für uns zum Problem.

Aber zu seiner Ehrenrettung muss gesagt werden: Es ist nicht alles schlecht, was weiße Kristalle hat und glänzt. Genauso wie Fett nicht gleich Fett ist und nicht immer und unter allen Umständen dick macht, ist Zucker nicht gleich Zucker und eben auch nicht immer ein Dickmacher. Je nach Anzahl der Zuckermoleküle spricht man von Einfach-, Zweifach- und Mehrfachzuckern. Einfachzucker (dazu gehören Traubenzucker und Fructose) und Zweifachzucker (Haushaltszucker, Milchzucker, Rohr- und Rübenzucker, Malzzucker) werden schnell verdaut und landen rasch im Blut. Damit liefern beide schnelle Energie, jagen aber auch den Blutzuckerspiegel hoch und locken dadurch Insulin. Bei Mehrfachzuckern (Stärke, Dextrine, Glykogen und Ballaststoffe), wie sie in Vollkornprodukten zu finden sind, läuft dieser Vorgang deutlich langsamer ab, weil diese Zuckervariante erst aufgespalten werden muss – sie ist für uns daher weit vorteilhafter.

Tipps für Besseresser

Nach dieser kurzen Vorstellung einiger der modernen Ernährungsmodelle und unserer Haupt-Nährstoffgruppen drängt sich Ihnen wahrscheinlich noch stärker die Frage auf, wie und was Sie denn nun eigentlich essen sollten. Denn eigentlich müsste Essen doch die natürlichste Sache der Welt sein, uns Genuss und Lebensfreude bereiten. Deswegen sind nicht Diäten oder sehr spezielle Ernährungsmethoden der »Königsweg«, sondern eine »normale Ernährung«, das bedeutet, möglichst oft selbst zubereitetes Essen aus natürlichen Produkten von bester Qualität.

Leichter gesagt als getan. Denn längst schon essen wir nicht mehr, sondern kontrollieren und optimieren unseren Körper. So hat inzwischen heute jeder seine eigene Ideologie. Und ständig erreichen uns neue Hiobsbotschaften von den Ernährungswissenschaftlern. Da kann einem schon bald der Appetit vergehen oder zumindest die Lust aufs Kochen. Dass sich bei uns aber nahezu alles ums Essen dreht, ist unübersehbar. Nicht umsonst sendet das Fernsehen eine Kochshow nach der anderen, wir kennen inzwischen viele Köche sozusagen »persönlich« und sehen ihnen interessiert dabei zu, wenn sie im TV elegant den Kochlöffel schwingen, während wir derweil auf der Couch abhängen, Limo schlürfen und unsere Fertigpizza mümmeln.

Doch da Essen in erster Linie Freude machen und nicht aus Ge- und Verboten bestehen soll, finden Sie hier nun zehn einfache, praktikable Tipps, womit Sie Ihre Ernährung wieder normalisieren und genießen lernen können. Und neben dem Zugewinn an Genuss und Lebensfreude hat diese Ernährungsweise einen weiteren willkommenen Nebeneffekt: Sie wirkt sich zusätzlich positiv auf Ihre Gesundheit und Ihr Gewicht aus!

Tipp 1: Kochen Sie öfter mal wieder selbst

Früher war Essen ein Ritual mit festen Zeiten, heute dagegen essen wir unterwegs, im Stehen, im Gehen, ganz nebenbei. Den größten Nutzen davon hat (wieder einmal) die Lebensmittelindustrie. Hersteller von Fertiggerichten, Lieferservices frei Haus und Fast-Food-Restaurants vergrößern ständig ihr Angebot und ihren Umsatz. Längst hat die Mikrowelle den guten alten Backofen ersetzt. So werden das Essen selbst und seine Zubereitung zur Nebensache, und wir geben die Kontrolle und Verantwortung aus der Hand. Deswegen lautet unser wichtigster Tipp für Sie alle: Kochen Sie doch öfter mal wieder selbst!

Obwohl es an sich einfach wäre, ist das Selberkochen in unserer modernen Lebensweise leider zum Auslaufmodell geworden. Denn wer berufstätig ist, hat ja kaum noch Zeit und Energie zum Einkaufen und Kochen. Aber wenn wir unseren Alltag mal nach einem Zeitfenster durchforsten, werden wir schnell feststellen, dass wir sehr wohl Zeit fürs Kochen erübrigen könnten, wenn wir stattdessen mal den Fernseher oder den Computer links liegen (oder stehen) ließen. Was spricht dagegen, wenn sich die Familienmitglieder oder WG-Bewohner gemeinsam ums Essen kümmern und »live« kochen, anstatt schweigend nebeneinander auf der Couch zu sitzen und den Sterneköchen im TV zuzusehen? So kann die Essenszubereitung zum gemeinsamen Freizeitvergnügen werden, woraus sicher auch das Familienleben neue Anregungen bezieht.

Wenn bei Ihnen bisher Tiefkühlpizza, Dosenravioli und andere Fertiggerichte den Speisezettel dominiert haben, kann es durchaus eine Herausforderung für Sie sein, sich wieder öfter mal selbst an den Herd zu stellen. Vielleicht beginnen Sie an einem Wochenende, wo Sie mehr Zeit und Ruhe haben, und machen das Kochen und das folgende gemeinsame Essen zum Mittelpunkt Ihres gesellschaftlichen oder familiären Lebens. Berufstätige sollten sinnvollerweise am Samstag oder Sonntag gemeinsam mit ihren Lieben einen Speiseplan für die ganze Woche aufstellen mit Gerichten, auf die alle Lust haben. Auch wer einkauft und wann die Zutaten besorgt werden müssen, können Sie vorab für die Woche festlegen.

Nur wer selbst kocht, weiß, was er isst, denn was sich alles in Fertiggerichten verbirgt, lässt sich allmählich kaum mehr erahnen. Das sogenannte *Convenient Food* wird von Lebensmitteldesignern kreiert, die sich verschiedenster chemischer Zusatzstoffe bedienen, um Aussehen, Geruch, Geschmack, Haltbarkeit und Preis der Lebensmittel zu beeinflussen. Künstliche Aromen haben enorme wirtschaftliche Vorteile: Sie sind erheblich billiger als die Naturprodukte und äußerst ergiebig. So reicht bereits ein Gramm Erdbeeraroma aus, um damit ein ganzes Kilo Erdbeerjoghurt ohne jede Frucht zu produzieren. Inzwischen lassen sich Tausende von Aromen industriell zusammenbrauen.

Und so essen wir immer mehr von diesen seltsamen Dingen, unter deren Bezeichnungen wir uns kaum etwas vorstellen können und von denen unsere Großeltern noch nicht das Geringste ahnten. Moderne Ernährung ist zum Synonym für vorgefertigte und stark verarbeitete, nämlich mit minderwertigem, billigem Fett, Süßstoffen, künstlichen Aromen als Geschmacksbooster und chemischen Zusatzstoffen mit E-Nummern vollgepackte Industrieware geworden. Hinzu kommen Farbstoffe, Antioxidationsmittel, Backtriebmittel und Füllstoffe. Und haben wir uns erst einmal daran gewöhnt, dann schmeckt uns der Chemie-Mix leider oftmals auch noch besser als das entsprechende Naturprodukt. Ursächlich und verantwortlich für diese Geschmacksverirrungen sind in erster Linie die Geschmacksverstärker, worauf inzwischen allerdings immer mehr Menschen mit Allergiesymptomen reagieren.

Was ist es dagegen doch für eine Freude, über einen Markt zu schlendern, mit den Händlern zu fachsimpeln und dann bei ihnen die frischen Zutaten zu kaufen. Und wer dafür wirklich keine Zeit hat, kann sich inzwischen die frischen Produkte in der Ökokiste sogar nach Hause liefern lassen.

In einer Studie des Zentrums für die Erforschung der Lebensgewohnheiten CREDOC wurde untersucht, welche landestypischen Ernährungsweisen dazu beitragen, schlank zu bleiben. Ein Ergebnis: regelmäßige Mahlzeiten, zu festen Zeiten, im Kreis der Familie. Wer selbst für sich und andere kocht, für den ergibt sich das Ritual ganz von selbst.

In Frankreich ist es beispielsweise noch sehr verbreitet, rund 90 Prozent seiner Kalorien im Rahmen seiner drei täglichen Hauptmahlzeiten zu sich zu nehmen und nur maximal 10 Prozent zwischendurch. Das genaue Gegenteil ist in den USA der Fall, denn hier hat es sich eingebürgert, dass sich die Menschen mehr als 20 Prozent der Kalorienmenge außerhalb der Mahlzeiten zuführen – in Form von Zwischenmahlzeiten und Snacks to go. Laut der Studie betrachten zahlreiche Amerikaner das Essen hauptsächlich als notwendig, als Nahrungsaufnahme, während für Franzosen der Genuss an erster Stelle steht. Aber nicht nur in Frankreich und Japan, auch in Italien, Spanien und Griechenland, das heißt in Ländern mit der typischen, ohnehin gesünderen mediterranen Küche mit viel Gemüse und Meerestieren, nehmen sich die Menschen noch eher Zeit zum Essen. Und wer sein Essen nicht einfach nebenbei hinunterschlingt, isst weniger, weil er merkt, wenn bzw. wann er satt ist.

Ebenfalls zunehmend beliebter wird die Unsitte, sein Frühstück oder einen Mittagssnack im Gehen zu essen, um Zeit zu sparen. Forscher der englischen University of Surrey in Guildford haben jedoch in einer Studie zeigen können, dass das Essen im Gehen dazu (ver)führen kann, dass man im Lauf des Tages deutlich mehr Kalorien zu sich nimmt als notwendig. Nach Ansicht der Studienleiterin, der Psychologieprofessorin Jane Ogden, sind wir durch das Gehen so sehr abgelenkt, dass wir darüber das Gefühl fürs Essen verlieren. Und dann kommt es einem so vor, als hätte man gar nichts zu sich genommen. Wenn wir uns nicht wirklich auf die Nahrungsaufnahme konzentrieren, tappen wir in eine Falle: Wir futtern vor uns hin, ohne uns dessen bewusst zu sein, was und wie viel wir gerade gegessen haben. Wenn Sie sich an diesen Tipp halten, werden Sie nicht mehr nebenbei, im Stehen oder Gehen, eine Mahlzeit verdrücken, sondern ganz entspannt im Sitzen am Tisch, am besten mit anderen Menschen gemeinsam, Ihr Essen genießen.

Tipp 4: Verbannen Sie alle Ablenkungen vom Esstisch

Ein selbst zubereitetes Essen, das Sie in einer fröhlichen Tafelrunde einnehmen, fördert die Beziehungen, bringt Lebensfreude und verstärkt familiäre Strukturen – vorausgesetzt allerdings, Handy und Fernseher bleiben während der Mahlzeit ausgeschaltet. Ablenkung beim Essen ist jedoch allgegenwärtig, denn viele haben es sich angewöhnt, fernzusehen, im Internet zu surfen oder mit dem Smartphone zu spielen, während sie essen, was bedeutet, dass sie eigentlich nur so nebenher essen. So viel Ablenkung verhindert jedoch den bewussten Genuss der Mahlzeit, weil die Konzentration des Essenden anderweitig gebunden ist.

Folglich kommt es nicht nur darauf an, was wir essen, sondern auch wie und wann. Essen bedeutet Kommunikation und Interaktion mit unseren Mitmenschen. Zusammen mit anderen macht es einfach mehr Spaß. Warum also nicht öfter mal Freunde zum Essen einladen oder sich mit anderen zum Essen verabreden? Kochen lässt es sich auch prima gemeinsam! Viele Menschen lieben es, weil sie sich dabei nach einem harten Arbeitstag so richtig gut entspannen können. Unsere Rezepte für wundervolle leichte Gerichte (siehe ab S. 163) lassen sich ganz einfach verdoppeln oder sonstwie multiplizieren, sodass man sie auch für und mit der ganzen Familie und/oder Freunden zubereiten kann.

Amerikanische Ernährungswissenschaftler haben nachgewiesen, dass die Tellergröße unseren Nahrungskonsum beeinflussen und die optische Täuschung beim Abnehmen helfen kann (siehe S. 30 f.). Denn kleine Teller vergrößern optisch die Portionen. Wenn sich Menschen etwas auf den Teller legen, orientieren sie sich dabei unbewusst an dessen Größe. Aufgrund einer optischen Täuschung nimmt sich die Portion auf einem größeren Teller kleiner aus, als sie es tatsächlich ist. Große Teller verführen dazu, eine größere Portion draufzupacken und diese dann auch tatsächlich ratzeputz aufzufuttern. Die Forscher konnten in ihrem Experiment nachweisen, dass große Teller die Portionsgröße bzw. Essensmenge bis zu 31 Prozent erhöhen. Es ist also sinnvoller, sich eine Mahlzeit in zwei oder drei Gänge aufzuteilen und die Essenszeit dadurch in die Länge zu ziehen, als sich nach dem Motto »*all you can eat*« den Teller randvoll zu laden und diese Riesenportion dann auch bis auf den letzten Krümel zu vertilgen. Kleinere Portionen in mehreren Gängen mit Pausen dazwischen, wie es Franzosen und Italiener seit jeher praktizieren, helfen dabei, das Essen wieder stärker wahrzunehmen und wieder ein Gefühl für die eigene Sättigung zu entwickeln. Trödeln beim Essen ist demnach nicht nur erlaubt, sondern sogar erwünscht.

Tipp 6: Beschränken Sie sich auf maximal drei Mahlzeiten pro Tag

Eine weitere gute Essgewohnheit sollte sein, sich auf maximal drei Mahlzeiten am Tag zu beschränken. Wer bisher gewohnheitsmäßig zwischendurch genascht oder gesnackt hat, den stellt die neue Regel »nur noch zwei oder drei Mahlzeiten pro Tag möglichst zu festen Zeiten« vor eine neue Herausforderung. Denn wenn der kleine Hunger einen umtreibt, könnten die ungewohnten mehrstündigen

Pausen zwischen den einzelnen Mahlzeiten sehr strapaziös werden. Das geschieht jedoch nicht, wenn Sie sich bei jeder Mahlzeit so gründlich satt essen, dass Sie damit Heißhungerattacken gleich einen Riegel vorschieben.

Die Wahrnehmung der eigenen Sättigung ist vielen Menschen jedoch abhandengekommen. Da das Gefühl, allmählich satt zu sein, sich erst nach etwa 20 Minuten einstellt, sollten Sie Ihre Mahlzeiten also möglichst lange ausdehnen und sie bewusst genießen. Wer sein Essen hinunterschlingt und sich nebenbei vielleicht noch mit seinem Smartphone oder durch Fernsehen ablenkt, kann sein Essen nicht bewusst genießen und verhindert damit auch das Eintreten des natürlichen Sättigungsgefühls.

Die Maximal-drei-Mahlzeiten-pro-Tag-Regel hat ihren tieferen Sinn. Denn damit können Sie zum einen nicht nur die Menge der Kalorien kontrollieren, die Sie über den Tag verteilt tatsächlich zu sich nehmen, weil Sie nicht mehr zwischendurch immer wieder Kleinigkeiten naschen, die nie satt machen, aber zusätzliche Kalorien liefern. Wenn zum Zweiten zwischen Frühstück und Mittagessen bzw. zwischen Mittag- und Abendessen jeweils mindestens fünf Stunden Essenspause liegen, hält das den Blutzuckerspiegel im Gleichgewicht und reguliert die Verdauung. Das alles hilft sehr beim Abnehmen – ohne dass Sie dabei hungern müssen!

Auch wenn es langweilig klingen mag: Unser Körper liebt bestimmte Gewohnheiten und durchaus auch streng geregelte Abläufe; dazu zählt, dass wir zu festen Zeiten essen und schlafen gehen. Deshalb reagiert er äußerst sensibel auf Störungen infolge eines ungeregelten Lebenswandels. Jedes Organ und jede Zelle schwingen in einem eigenen Rhythmus, und je nachdem, was wir zu welcher Zeit essen, wird unser Körper ganz unterschiedlich darauf reagieren. Alkohol vertragen wir zum Beispiel abends besser als am Morgen, weil die Enzyme in der Leber Alkohol am Abend besonders gut abbauen können. Auch Medikamente schlagen je nach der Tageszeit, zu der wir sie einnehmen, unterschiedlich gut an. So wirken Schmerzmittel beispielsweise mittags besser als tief in der Nacht, während man einen Blutdrucksenker am besten abends »einwirft«. Grund: Der Körper arbeitet zu jeder Stunde anders.

Nicht nur das Tageslicht, sondern auch unsere Essenszeiten beeinflussen den Rhythmus unseres Körpers. Und immer mehr Forschungsergebnisse weisen immer deutlicher darauf hin, dass maximal drei Mahlzeiten pro Tag zu festen Zeiten ideal sind, um unsere biologische Uhr gut zu takten. Dadurch können Stoffwechselvorgänge optimal ablaufen.

Jede Mahlzeit wirkt als Zeitgeber und synchronisiert die innere Uhr. Gelegentliche »Ausreißer« schaden nicht, wenn im Großen und Ganzen alles nach Plan läuft. Ab dem 60. Lebensjahr gerät unsere innere Uhr jedoch allmählich aus dem Takt, dann sind feste Mahlzeiten und das Tageslicht als Zeitgeber noch wichtiger, um die innere Uhr immer wieder richtig einzustellen.

Nach Ihrem ersten Fastentag wissen Sie, dass kurze Zeiträume ohne Essen überhaupt kein Problem für Sie darstellen, sondern Ihnen nur wieder zur Gewohnheit werden müssen. Wenn Sie es schaffen, einen ganzen Tag ohne Nahrung auszukommen, dann wird es für Sie ein Leichtes sein, zwischen den drei Hauptmahlzeiten ein paar Stunden lang nichts zu essen und von nun an auf Zwischenmahlzeiten und Snacks zu verzichten. Für eine Gewichtsabnahme ist diese Ernährungsweise unschlagbar. Wer keine Lust auf ein Frühstück hat oder gelegentlich mal das Abendessen ausfallen lässt, kann dies ebenfalls tun. Entscheidend ist, dass Sie auf Zwischenmahlzeiten völlig verzichten, denn diese verhindern, dass sich der Insulinspiegel einpendelt und so zwischen den Mahlzeiten die Fettverbrennung stattfinden kann.

Der Name ist Programm, allerdings hat »Ballast« hier eine positive Bedeutung: Bei Ballaststoffen handelt es sich um unverdauliche pflanzliche Nahrungsbestandteile. Die Pflanzenfasern saugen sich mit Flüssigkeit voll und quellen auf wie ein Schwamm. Das füllt den Darm, regt die Verdauung an und hält lange satt. Fehlen Ballaststoffe, entsteht ein »Loch« im Bauch, das unbedingt gestopft werden will, weshalb der Körper Hunger signalisiert. Wie ein Forscherteam unter der Leitung von Prof. Andreas F. H. Pfeiffer vom Deutschen Institut für Ernährungsforschung Potsdam-Rehbrücke herausgefunden hat, senken Ballaststoffe außerdem den Blutzuckerspiegel, ohne die Insulinausschüttung zu erhöhen. Das bedeutet: Ballaststoffe verbessern auch den Glukosestoffwechsel.

Ballaststoffe enthalten außerdem viele Vitalstoffe, die unser Körper braucht. Denn chronischer Vitaminmangel löst ebenfalls Hungergefühle aus – ein Warnsignal des Körpers, der die Vitamine dringend benötigt. Das ist vor allem bei Diäten oder einer Mangelernährung der Fall. Obst und Gemüse liefern Ballaststoffe und Vitalstoffe pur. Und je bunter und kräftiger ihre Farben, desto mehr Vitamine bescheren sie uns. Ballaststoffe gelten mittlerweile sogar als Wunderwaffe gegen Krebs, weil sie Giftstoffe im Körper an sich binden, die auf diese Weise schnell aus dem Darm hinausbefördert werden. Wir nehmen heute jedoch etwa 75 Prozent weniger Ballaststoffe zu uns als unsere Vorfahren noch vor 100 Jahren.

Tipp 8: Essen Sie lieber Vollkorn- anstelle von Weißmehl

Kohlenhydrate haben immer zur Folge, dass der Blutzuckerspiegel steigt und Insulin ausgeschüttet wird. Die Bauchspeicheldrüse produziert das Hormon, um den hohen Blutzuckerwert wieder herunterzuregulieren. Aber kaum sinkt der Blutzuckerspiegel auf »normal«, stellt sich Hunger ein, weil ein abfallender Wert dem Gehirn signalisiert, dass Zucker fehlt. Prompt schaltet es von »satt« auf »hungrig«. Das ist der Teufelskreis, in den einen der schnelle Zucker bringt: Er macht satt und kurzfristig zufrieden, aber die Wirkung hält nicht lange an. Wer sich also kohlenhydratreich ernährt, kann pausenlos entsprechendes Essen in sich hineinstopfen, ohne sich dabei jemals richtig und langfristig satt zu fühlen.

Aber nicht alle Kohlenhydrate haben dieselbe Wirkung: Schnelle Kohlenhydrate treiben den Blutzuckerspiegel mit Turboeffekt zügig und hoch hinauf, langsame Kohlenhydrate dagegen gemächlicher und gleichmäßiger. Weißbrot, Pommes, Chips, Nudeln, Reis, Kekse, Schokolade und Limonaden besitzen alle diesen eingebauten Turbo und zählen als schnelle Kohlenhydrate. Vollkornprodukte sind komplexe Kohlenhydrate (Mehrfachzucker) und haben deshalb einen Bremsverstärker. Und daher hilft Ihnen *slow carb* auch beim Abnehmen.

Ein Getreidekorn besteht aus der äußeren ballaststoffreichen Kleie, dem inneren mikronährstoffreichen Keim und seinem stärkehaltigen Körper, dem sogenannten Endosperm. Wenn »Vollkorn« draufsteht, bedeutet es, dass in dem betreffenden Lebensmittel Kleie, Keim und Endosperm der Getreidekörner noch vorhanden sind. Erst mithilfe moderner Verfahren ließ sich aus dem Endosperm raffiniertes Weißmehl gewinnen. Dem geschälten Korn fehlen jedoch wichtige Mineralstoffe, Vitamine und Ballaststoffe. Vollkornprodukte enthalten verschiedene Substanzen, die sich günstig auf den Blutzuckerstoffwechsel auswirken sollen. Dazu zählen vor allem Ballaststoffe und Mineralstoffe wie Magnesium. Vollkornprodukte bewirken zudem eine gleichmäßigere und langsamere Zuckerversorgung. Der Zucker *tröpfelt* quasi ins Blut, während der schnelle Zucker aus einem Toastbrot ins Blut *schießt*. Da der Verdauungsprozess bei Vollwert-Lebensmitteln länger andauert, bleibt man zudem wesentlich länger satt.

Auch die langsamen Kohlenhydrate werden im Darm in Einfachzucker, in Glukose, umgewandelt und ins Blut abgegeben. Als Reaktion setzt die Bauchspeicheldrüse auch hier das Hormon Insulin frei und sorgt dafür, dass die Glukose in den Zellen landet. Bei den langsamen Kohlenhydraten, wie Vollkornprodukte sie uns liefern, dauern diese Umwandlung und Weiterleitung jedoch länger als bei einfachen Kohlenhydraten wie in Weißmehl und Zucker. Die langsame Verwertung verteilt die Glukose nachhaltiger und gleichmäßiger im Blut, die Bauchspeicheldrüse schüttet ihr Insulin langsamer und gleichmäßiger aus. Damit kommen Sie genau in die Balance, die Sie vor Heißhungerattacken schützt. Denn durch die stetige und gleichmäßige Energieversorgung ist der Körper, vor allem aber unser glukosehungriges (»zuckersüchtiges«) Gehirn, lange Zeit ausreichend versorgt. Dadurch verspüren Sie erst viel später wieder Hunger, und damit sind fünf Stunden Essenspause zwischen den Mahlzeiten überhaupt kein Problem mehr.

Tipp 9: Naschen Sie lieber Nüsse statt Schoko, Chips & Co.

Bei aller Disziplin: Die Lust, auf der Couch Süßes oder Salzig-Pikantes zu knabbern, bleibt. Hier gibt es eine wunderbare Notlösung: Nüsse! Sie bieten die Rettung bei den Gelüsten, die einen abends auf der Couch überfallen. Denn die TV-Werbespots wecken in uns die Gier auf Chips oder Süßigkeiten. Nüsse sind trotz ihres hohen Fettgehalts ein idealer Snack für den kleinen Hunger und allemal besser als Chips oder Süßigkeiten. Die Eiweißbomben machen richtig satt, ohne den Blutzuckerspiegel zu beeinflussen. Und es gibt sie in großer Auswahl: Haselnüsse, Mandeln, Cashewkerne, Kastanien (Maronen), Walnüsse, Pistazien, Macadamianüsse, Paranüsse etc. Wichtig: Kaufen Sie immer naturbelassene Nüsse, also ungeröstete ohne jegliche Zusätze! Ideal sind Nüsse in der Schale, denn wenn

Sie erst mal mit Schälen beschäftigt sind, können Sie die Nüsse nicht so schnell hinunterschlingen.

Der Ernährungswert von Nüssen wird oft unterschätzt. Die meisten gucken nur voller Schrecken auf die vielen Kalorien und den hohen Fettgehalt, übersehen dabei jedoch die vielen guten Inhaltsstoffe wie Vitamine, Mineralstoffe, einfach und mehrfach ungesättigte Fettsäuren, sekundäre Pflanzenstoffe, Ballaststoffe und Protein. In den meisten Nüssen stecken etwa 50 Prozent Fett, 10 bis 30 Prozent Protein und je 10 Prozent verdauliche Kohlenhydrate und Ballaststoffe sowie eine gute Portion an Omega-9-Fettsäuren. Trotz ihres Energiegehalts tragen Nüsse jedoch kaum zu Übergewicht bei. Im Gegenteil: Nüsse können beim Abnehmen helfen, weil sie sehr gut und sehr schnell sättigen, ohne jedoch den Blutzuckerspiegel aus dem Gleichgewicht zu bringen.

Tipp 10: Trinken Sie vor allem Wasser

Dass man viel Wasser trinken soll, ist nichts Neues und allgemein bekannt. Denn Wasser löscht den Durst, füllt den Magen, liefert aber null Kalorien und hat auch keine Auswirkungen auf den Blutzuckerspiegel – im Gegensatz zu Alkohol und Softdrinks. Beide enthalten Kohlenhydrate, die im Körper zu Zucker (Glukose) umgewandelt werden. Wer literweise Softdrinks in sich hineinschüttet, bringt sich selbst in große gesundheitliche Gefahr und wird zwangsläufig immer mehr an Gewicht zulegen. Dasselbe gilt für alkoholische Getränke.

Abgesehen von den anderen gesundheitlichen Problemen, die regelmäßiger Alkoholgenuss mit sich bringt, macht der Stoff auch noch dick. Alkohol ist eine Kalorienbombe, denn ein Gramm davon hat 7 Kalorien. Zum Vergleich: 1 Gramm Fett liefert 9 Kalorien, ein Gramm Zucker nur 4 Kalorien. Denken Sie daran, dass 1 Glas Bier (0,3 Liter) mit 126 Kalorien zu Buche schlägt, 1 Glas Wein (125 ml) mit 100 Kalorien, 1 Glas Sekt (100 ml) mit 76 Kalorien, 1 Stamperl Schnaps (20 ml) mit 209 Kalorien, und bei 1 Glas Caipirinha (300 ml) sind es gar stolze 320 Kalorien. Und noch etwas: Der Alkohol liefert Ihnen trotz seines hohen Energiegehalts keinerlei Nährstoffe – außer der gelösten Stimmung, in die Sie kommen. Und während Sie immer vergnügter werden, deponiert Ihr Körper die leeren Kalorien geschickt rund um Ihre Taille.

Außerdem regt Alkohol den Appetit an und verlangsamt die Magenentleerung. Er liefert schnelle Kohlenhydrate, also Zucker, und da der Körper diese sofort verbrennt, drosselt er gleichzeitig die Fettverbrennung. Unter Alkohol läuft der Fettstoffwechsel nur noch auf halber Kraft, denn der Körper betrachtet Alkohol als Gift und baut ihn zuerst ab. Während dieser Zeit verbraucht der Körper weniger Fett und »bunkert« es stattdessen.

Das bedeutet nicht, dass Sie komplett auf Alkohol verzichten müssen. Allerdings macht gerade hier die Dosis das Gift! Und die Häufigkeit, mit der Sie es sich einflößen. In Maßen genossen, wirkt Alkohol ja durchaus angenehm. Er kann entspannen, macht locker und beschwingt. Denn über den Magen und die Blutbahn landet Alkohol auch im Gehirn, verteilt sich dort überall fein und lockt fast alle Neurotransmitter gleichzeitig, und das schon ab einer sehr geringen Dosis.

In kleinen Mengen getrunken, setzt Alkohol unter anderem jene Botenstoffe verstärkt frei, die zu unserem Belohnungssystem gehören, also Dopamin und Serotonin. Wer jedoch zu tief ins Glas schaut, bringt sich selbst um diese erfreuliche Wirkung.

In drei kleinen Schritten zur schlanken Linie

Der Kampf gegen das Übergewicht lässt sich nur im Kopf gewinnen, denn unser Gehirn ist der Boss, es entscheidet auch über unser Ernährungsverhalten. Das aber leider nicht immer zugunsten unserer Gesundheit, wie sich bereits beim Einkaufen zeigt. Denn auch hier mischt das Gehirn mit, scannt die Lebensmittel und beeinflusst unsere Auswahl. So fühlen wir uns von üppigen, sehr kalorienreichen Lebensmitteln ungleich stärker angezogen als von »normalen« – das ist auch so ein Relikt aus der Steinzeit. Denn mithilfe sehr kalorienreicher, also für sie sehr hochwertiger Nahrung haben unsere Vorfahren einst ihr Überleben gesichert.

Was damals gut und richtig war, belastet uns heute. Die Überlebensstrategien unserer Ururirahnen wirken in unserer modernen Überflussgesellschaft kontraproduktiv: Sie machen uns dick und krank. Denn unsere Zellen ticken noch immer im steinzeitlichen Rhythmus. Zum Glück können wir die »ausgetretenen Pfade« in unserem Gehirn aber verändern, falsche Gewohnheiten abstreifen und durch neue, sinnvollere ersetzen. Das Belohnungszentrum im Gehirn, das uns zum Genuss süßer und fetter Speisen verführen will, lässt sich anpassen. Das funktioniert im Prinzip wie die Entwöhnung von einer Sucht, klappt natürlich nicht »per Knopfdruck« von jetzt auf gleich und schon gar nicht mithilfe einer radikalen Diät. Die Umstellung ist ein Prozess, der seine Zeit braucht, denn die Veränderung kann erst auf Dauer erfolgreich sein. Deswegen sind kleine, aber effektive Schritte zielführender – heißt: ein Fastentag pro Woche bei gleichbleibender Ernährungsweise. Und dieser eine Fastentag lässt sich ohne Schwierigkeiten in praktisch jeden Alltag einbauen, ohne dass man deswegen gleich sein ganzes Leben auf den Kopf stellen müsste.

Und wenn Ihnen der eine Fastentag pro Woche erst mal zur Selbstverständlichkeit geworden ist, können Sie doch ganz zwanglos weitere kleine Qualitätsverbesserungen an Ihrem Essverhalten während der restlichen sechs Tage vornehmen, wie zuvor in den Tipps für Besseresser beschrieben – vorausgesetzt, Ihnen steht der Sinn danach. Falls nicht, auch kein Problem. Sollten Sie aber Lust dazu verspüren, dann empfehlen wir Ihnen den folgenden Drei-Stufen-Plan.

1 Entscheidung: Was wollen Sie an Ihrer bisherigen Ernährungsweise konkret verändern?
2 Visualisierung: Verändern Sie Ihre Ernährung zunächst nur in
Gedanken, in Ihrer Vorstellung.
3 Realisation: Erst wenn sich das neue Gedankenmuster in Ihrem
Gehirn verankert hat, gehen Sie den geplanten Schritt tatsächlich.

*1. Entscheidung: Was wollen Sie an Ihrer bisherigen Ernährungs-
weise konkret verändern?*
Wählen Sie aus den Tipps für Besseresser denjenigen, der Ihnen
Ihrer Einschätzung nach am leichtesten fallen wird, und beginnen
Sie damit. Überfordern Sie sich nicht, dann fällt es Ihnen auch nicht
schwer, die Veränderung dauerhaft durchzuhalten. Gehen Sie so
Schritt für Schritt vor.

2. Visualisierung: Verändern Sie Ihr Gehirn
Falsche Gewohnheiten wirken ähnlich wie eine Sucht, und das Gehirn manipuliert uns mit Botenstoffen, die uns das Gefühl von Glück
und Zufriedenheit vermitteln, obwohl wir wissentlich etwas Unge-
sundes essen oder tun. Deswegen müssen Sie zuerst Ihr Gehirn
»umpolen«, damit es Ihren Versuch, eine schlechte Gewohnheit
abzulegen, nicht sabotiert.

Wenn Sie beispielsweise die kluge Entscheidung getroffen haben, Softdrinks durch Mineralwasser zu ersetzen, sollten Sie nun
bei jedem Glas Softdrink Horrorvorstellungen entwickeln: wie
schrecklich das Zeug schmeckt, wie fürchterlich es riecht, wie ab-
stoßend es aussieht und was es für schreckliche, gefährliche Substanzen enthält. Ihrer Fantasie sind hierbei keinerlei Grenzen gesetzt. Je düsterer die Farben, mit denen Sie sich Ihre Abneigung
ausmalen, umso wirksamer die Inszenierung. Erinnern Sie sich an

etwas, das Sie einmal gegessen oder getrunken haben und am liebsten sofort wieder ausgespuckt hätten. Genau dieses Gefühl müssen Sie von nun an mit dem Softdrink »verlinken«. Dieses neue negative Gefühl entspricht anfangs natürlich nicht der Realität, aber das Gehirn macht da keinen Unterschied; es programmiert sich auf diesen neuen Gedanken und wird mit der Zeit Abwehrgefühle in Ihnen wecken, wenn Sie nur an einen Softdrink denken. Dann fällt es nicht mehr schwer, darauf zu verzichten. Wenn Sie sich nur oft genug »einbilden«, dass Softdrinks ganz fürchterlich schmecken, wird sich Ihr Gehirn das merken.

Gleichzeitig müssen Sie dabei auch an Mineralwasser denken und sich vorstellen, wie herrlich erfrischend Ihnen diese klare Flüssigkeit schmeckt, wie wunderbar das kühle Nass Ihre Kehle hinunterrinnt und Ihren Durst löscht. Am besten stellen Sie sich bei dieser Übung immer ein Glas Wasser neben den Softdrink, damit Sie die neue Alternative plastisch vor Augen haben. Denken Sie dabei an etwas, das Ihnen sehr gut geschmeckt hat, und verbinden Sie dieses positive Gefühl mit dem Glas Wasser, das vor Ihnen steht. Mit dieser Methode können Sie Ihr Belohnungssystem umpolen, weg vom Softdrink und hin zum Wasser. Erst wenn Ihnen diese Visualisierung zu einem selbstverständlichen Ritual geworden ist, folgt der letzte Schritt: die Umsetzung.

3. Realisation: Machen Sie den ersten Schritt

Unser Erbgut wirkt sehr stark, aber unser Gehirn lässt sich austricksen. Mit dieser Methode können Sie Ihr Verlangen manipulieren und falsche Gewohnheiten allmählich in sinnvolle umwandeln. Denn Sie haben Ihr Gehirn trainiert und Ihre Wahrnehmung verändert. Nun sollte es Ihnen leichtfallen, auf Softdrinks zu verzichten und stattdessen lieber Mineralwasser zu trinken. Der Effekt schlägt sich in dreifacher Weise nieder: 1. Sie sparen Unmengen von Kalorien und nehmen ab. 2. Sie verzichten auf ungesunden Zucker und sonstige Zusatzstoffe, was Ihrer Gesundheit sehr zugutekommt.

3. haben Sie sich selbst bewiesen, dass Sie es schaffen können, alte, eingefahrene Gleise zu verlassen. Denn niemand muss auf Dauer Opfer seiner falschen Gewohnheiten bleiben.

Nun wissen Sie, wie einfach Sie sich ausgewogen und schmackhaft ernähren können, wie Sie damit Ihre Gesundheit verbessern und zugleich für das »Abschmelzen« Ihrer überflüssigen Pfunde sorgen. Dazu brauchen Sie nur Ihren Lebensstil an ein paar Stellen neu zu »justieren«. Wir freunden uns mit Dingen an, wenn wir sie gut einüben oder uns ihnen oft genug aussetzen. Deswegen lassen sich auch schlechte Gewohnheiten und falsche Ernährungsmuster verändern. Niemand ist dazu verdammt, in einer Negativspirale hängen zu bleiben.

Leckere und gesunde Rezepte für die übrigen 6 Tage

Frühstück

Radieschenbrot

Zutaten für 1 Portion:

1 Bund Basilikum
2 EL Magermilchjoghurt
200 g Frischkäse
Salz
Pfeffer aus der Mühle
1 EL Zitronensaft
100 g Radieschen
2 Scheiben Kasten-Vollkornbrot

1 Basilikumblätter von den Stängeln abzupfen und die Hälfte davon klein hacken.

2 Mit dem Joghurt pürieren.

3 Frischkäse zugeben und verrühren.

4 Mit Salz, Pfeffer und Zitronensaft kräftig abschmecken.

5 Radieschen putzen, waschen und in kleine Würfel schneiden.

6 Brotscheiben reichlich mit der Joghurt-Frischkäse-Mischung bestreichen und die Radieschenwürfel darüberstreuen.

Lust-und-Laune-Omelett

Zutaten für 1 Portion:

2 Eier

1 EL Milch

Salz

Paprika, Pilze, Tomaten, Schinken und/oder Kräuter nach Belieben

Zubereitung:

Sie können Ihr Omelett ganz nach Geschmack mit verschiedenen Zutaten wie Pilzen, Paprika, Tomaten, Schinken, Kräutern etc. aufpeppen. Die jeweiligen Zutaten werden zuvor klein geschnitten und vor dem Braten in die Eimasse eingerührt.

1 Eier in eine Tasse aufschlagen und mit der Milch verquirlen. Nach Geschmack salzen, dabei aber auf die anderen Zutaten achten, Schinken bringt oft schon viel Salz mit.

2 Die gewünschten Zutaten in die Eimasse einrühren.

3 Eine beschichtete Pfanne erhitzen und die Omelettmasse hineingießen.

4 Von beiden Seiten braten.

Frischer Obstsalat

½ rosa Grapefruit
1 Scheibe frische Ananas
¼ Mango
1 Kiwi
Vollkorn-Haferflocken
1 kleiner Becher Joghurt

1 Grapefruit auslösen, filetieren, Ananas, Mango und Kiwi in kleine Stücke schneiden. Alles vermischen.

2 Vollkorn-Haferflocken darüberstreuen.

3 Joghurt darübergeben.

4 Die Reste der Früchte im Kühlschrank aufbewahren und anders weiterverwenden.

Mittagessen

Zitronenhuhn mit Zucchini-Pappardelle

2 Hähnchenbrustfilets am Knochen
1 TL Meersalz
Schwarzer Pfeffer aus der Mühle
Saft von 2 Zitronen, vor dem Auspressen je 1 Scheibe
abschneiden und zur Seite legen
2 mittelgroße weiße Zwiebeln
2 Knoblauchzehen
etwas Mehl
2 EL Olivenöl

1 Zweig frischer Thymian
60 ml Geflügelfond
Zucchini-Pappardelle (Rezept siehe unten)

1 Hähnchenbrüste bereits 1 Stunde vor dem Kochen mit Salz und Pfeffer würzen und mit ein wenig Zitronensaft marinieren.

2 Ofen auf 220 °C vorheizen.

3 Zwiebeln und Knoblauch schälen und in hauchdünne Scheiben schneiden.

4 Filets leicht mehlieren (in wenig Mehl wenden), dann in einer *ofenfesten* Pfanne in etwas Olivenöl auf beiden Seiten goldbraun anbraten. Herausnehmen, zur Seite stellen.

5 Übrig gebliebenes Fett abgießen und dafür das restliche Olivenöl in die Pfanne geben.

6 Knoblauch und Zwiebeln darin weich dünsten, bis sie leicht gebräunt sind. Die Pfanne vom Herd nehmen und den Thymianzweig auf das Gemüse legen.

7 Filets auf das Gemüse legen und den Geflügelfond angießen.

8 Je eine Scheibe Zitrone ohne Kerne auf die Filets legen. Restlichen Zitronensaft über die Filets gießen.

9 Pfanne für etwa 15–20 Minuten in den vorgeheizten Ofen schieben. Die Hühnerfilets gelegentlich mit Geflügelfond übergießen.

10 In der Zwischenzeit die Zucchini-Pappardelle nach dem Rezept auf der nächsten Seite zubereiten.

11 Pfanne aus dem Ofen holen, Hühnerfilets herausnehmen, Pappardelle in die Pfanne in die Sauce geben, kurz durchschwenken, dann auf zwei Teller verteilen, Hühnerfilets auf den Gemüsenudeln anrichten.

Zucchini-Pappardelle

Mit einer Mandoline oder einem guten Gemüsehobel lässt sich das Gemüse in schöne breite Juliennestreifen schneiden.

Zutaten für 2 Portionen:

2 mittelgroße Zucchini
2 EL Olivenöl
1 EL Weißwein
1 EL Knoblauch, gehackt
½ TL Meersalz
Schwarzer Pfeffer aus der Mühle

Zubereitung:

1 Für die Pappardelle die Zucchini mit dem Hobel längs in 1 Millimeter dünne breite Streifen schneiden.

2 Das Olivenöl in einer Pfanne erhitzen und die Zucchinistreifen hineingeben. Das Gemüse etwa 3–5 Minuten lang dünsten, bis die Streifen fast glasig sind. Weißwein, Knoblauch, Salz, Pfeffer hinzufügen, kurz mitdünsten bzw. erhitzen.

3 Anschließend die Pappardelle in die Pfanne zu dem Sud des Zitronenhühnchens geben und weitermachen wie oben beschrieben.

Die Zucchini-Pappardelle ergeben aber auch ein feines eigenes Gericht, wenn Sie die Zutaten ergänzen und vorgehen wie folgt:

Ergänzende Zutaten:

1 große Tomate
6–8 Blätter Basilikum
30 Gramm frisch geriebener Parmesan
40 ml Tomatensauce

1 Für die Pappardelle die Zucchini mit dem Hobel längs in 1 Millimeter dünne breite Streifen schneiden. Die Tomate mit kochendem Wasser überbrühen, häuten, entkernen und anschließend in kleine Stücke schneiden. Die Basilikumblätter in feine Streifen schneiden. Den Parmesan reiben.

2 Das Olivenöl in einer Pfanne erhitzen und die Zucchinistreifen hineingeben. Das Gemüse etwa 3–5 Minuten lang dünsten, bis die Streifen fast glasig sind. Weißwein, Knoblauch, Salz, Pfeffer, Basilikum und Tomatenstückchen hinzufügen.

3 Zum Schluss die Tomatensauce und die Hälfte des Parmesans dazugeben. Kurz aufkochen lassen und sofort vom Herd nehmen.

4 Die Pappardelle dekorativ auf Tellern anrichten, mit dem restlichen Parmesan bestreuen.

Lachsforelle mit Lauchpüree

Zutaten für 2 Portionen:

300 g mehlig kochende Kartoffeln
1 Stange Lauch, nur das Grüne
Etwas Butter
Gemüsefond
2 Lachsforellenfilets (à etwa 80 g), mit Haut
Salz
Pfeffer aus der Mühle
1 Schuss fettarme Milch, erhitzt
Muskatnuss
3 EL Fischfond

Zubereitung:

1 Backofen auf 80 °C vorheizen.

2 Kartoffeln schälen und achteln. In Salzwasser etwa 20 Minuten sehr weich kochen.

3 Lauchstange der Länge nach halbieren, in dünne Ringe schneiden, in einer Pfanne mit etwas Butter andünsten, mit Gemüsefond ablöschen und weich werden lassen.

4 Lauch im Blitzhacker oder mit dem Stabmixer fein pürieren.

5 Feuerfeste Form leicht ausbuttern. Fischfilets salzen und pfeffern, auf der Hautseite hineinlegen. Die Form zudecken. Im Ofen bei 80 °C etwa 12 Minuten garen lassen.

6 In der Zwischenzeit die Kartoffeln abgießen, unter Zugabe der heißen Milch zerdrücken bzw. zerstampfen, dann cremig rühren, das Lauchpüree unterziehen, die Masse mit Salz, Pfeffer und Muskatnuss herzhaft abschmecken. Warm stellen.

7 In einer kleinen Kasserolle etwas Fischfond erhitzen.

8 Von den fertig gegarten Fischfilets die Haut abziehen.

9 Das Kartoffel-Lauch-Püree auf tiefen Tellern anrichten, Fischfilets darauflegen und ein wenig von dem abgeschmeckten Fischfond darum herum gießen.

Abendessen

Lachstatar auf Balsamicospiegel

Zutaten für 2 Portionen:

75 ml Geflügelfond
2 EL weißer Balsamico-Essig
60 g Pinienkerne, geröstet
60 ml Sonnenblumenöl
Salz
Pfeffer aus der Mühle
Zucker
Cayennepfeffer
150 g frischer Lachs
1 EL Olivenöl

1 EL Limonensaft
Frische Kerbelblättchen zum Garnieren

1 Für die Creme Geflügelfond, Balsamico und Pinienkerne im Blitzhacker vermixen, dabei nach und nach das Sonnenblumenöl zugeben, bis eine glatte Creme entstanden ist. Mit Salz, Pfeffer, etwas Zucker und einer Prise Cayennepfeffer herzhaft abschmecken.
2 Lachs in etwa 0,5 Zentimeter große Würfel schneiden.
3 Die Lachswürfel in einer Glasschüssel mit Olivenöl, Limonensaft, Salz und Pfeffer marinieren, gut 5 Minuten durchziehen lassen.
4 Die Creme als Spiegel auf zwei Teller verteilen, das Tatar darauf anrichten, mit Kerbelblättchen garnieren.

Fenchel mit Austernpilzen

10 g frischer Ingwer
1 Knoblauchzehe
½ Bio-Limette, Saft und Schalenabrieb
½ Bund Koriander, fein gehackt
2 EL Olivenöl
200 g Austernpilze, geputzt
Salz
2 Knollen Fenchel, insgesamt etwa 400 g
½ TL Fenchelsaat
Szechuanpfeffer
1–2 TL bittere Orangenmarmelade
200 ml Ingwer-Orangen-Limonade (z. B. Bionade)
oder Orangensaft

1 Für die Kräuter-Würz-Mischung Ingwer und Knoblauch schälen, fein hacken. Mit abgeriebener Limettenschale und dem fein gehackten Koriander vermischen.

2 1 TL Olivenöl in einer beschichteten Pfanne erhitzen. Geputzte Pilze dazugeben, 2 Minuten auf großer Hitze braten. Wenden und weitere 2 Minuten zugedeckt braten. Salzen. Herausnehmen. Warm stellen.

3 Fenchelknollen putzen, halbieren. Restliches Öl in die Pfanne geben. Fenchel auf der Schnittfläche braun anbraten. Wenden. Fenchelsaat, Pfeffer, Marmelade und Limonade/Saft dazugeben. Etwa 5 Minuten zugedeckt köcheln lassen.

4 Austernpilze und Fenchel zusammen anrichten. Die Sauce in der Pfanne kurz einkochen lassen. Mit Limettensaft abschmecken. Sauce über die Pilze und den Fenchel gießen, die Kräuter-Würz-Mischung darüberstreuen.

ZUSAMMENFASSUNG

Zehn Ernährungstipps für die restlichen 6 Tage

1. Kochen Sie öfter mal wieder selbst.
2. Kaufen Sie frische, naturbelassene Zutaten.
3. Führen Sie Essensrituale ein – und halten Sie sich daran …
4. Verbannen Sie alle Ablenkungen vom Esstisch.
5. Essen Sie von kleineren Tellern.
6. Beschränken Sie sich auf maximal drei Mahlzeiten pro Tag.
7. Setzen Sie auf Ballaststoffe.
8. Essen Sie Vollkorn- anstelle von Weißmehl.
9. Naschen Sie lieber Nüsse statt Schoko, Chips & Co.
10. Trinken Sie vor allem Wasser.

Wie Ihnen die Umstellung leicht gelingt

1. Entscheidung
2. Visualisierung
3. Realisation

KAPITEL 6

Cleansing –

worauf es beim mehrtägigen Fasten ankommt

Wenn Sie das Kurzzeit-Fasten nach der Methode »6:1« ausprobiert und den wöchentlichen Fastentag in Ihren Alltag integriert haben, könnten Sie neugierig geworden sein und Lust auf ein weiteres Abenteuer verspüren: auf das mehrtägige Fasten. Wer eine Woche und länger aufs Essen verzichtet, setzt damit in seinem Körper ein Selbstreinigungsprogramm in Gang, es nennt sich »Cleansing«, nach dem englischen *to clean* »sauber machen«. Abgesehen von dem hochwillkommenen Gewichtsverlust funktioniert das Langzeit-Fasten wie eine Art Frühjahrsputz für den gesamten Organismus. In diesem Kapitel verraten wir Ihnen, worauf es beim Cleansing ankommt.

Auch wenn es viele nicht glauben wollen: Fasten ist eine völlig natürliche Angelegenheit. Die Fähigkeit dazu ist in unseren Genen tief verankert. Denn Fasten bedeutet nichts anderes, als von den eigenen Reserven zu leben. Und Hand aufs Herz: Davon haben die meisten Menschen mehr als genug. Diese Reserven hat unser Körper für uns angelegt – in Zeiten des Nahrungsüberschusses als Notration mit Blick auf mögliche Hungerzeiten. Wenn Sie fasten, führen Sie die Reserven exakt diesem Verwendungszweck zu und werfen Ballast ab.

Doch für Ihren Körper ist es keineswegs dasselbe, ob Sie nur kurz fasten und ein, zwei Tage nichts essen wollen oder ob Sie in einen längeren »Nahrungsstreik« treten. Unser Organismus ist für beides bestens gerüstet, aber er geht eben unterschiedlich damit um. Längere Fastenperioden haben sehr spezifische körperliche Auswirkungen, vom größeren Gewichtsverlust einmal abgesehen. Wer mehrere Tage aufs Essen verzichtet, drückt im Prinzip die »Reset«-Taste wie beim Computer – Resultat: Das System wird heruntergefahren und komplett neu gestartet. Damit werden mögliche Fehler, die sich im Lauf der Zeit eingeschlichen haben, aufgespürt, gelöscht und der Ausgangsstatus wiederhergestellt. Deswegen ergibt es Sinn, zusätzlich zu dem einen Fastentag pro Woche ein- oder zweimal im Jahr eine mehrtägige Fastenkur einzulegen, um damit das eigene »Körpersystem« herunterzufahren und neu zu starten. Sie »stemmen« auch eine mehrtägige Fastenkur ganz problemlos aus der inzwischen erschlankten Hüfte, wenn Sie das Kurzzeit-Fasten schon kennen. Mögliche Klippen werden Sie mithilfe unserer Tipps bravourös meistern.

Der menschliche Körper besteht aus rund 100 000 000 000 000 einzelnen Zellen. Würde man diese Zellen auffädeln wie für eine Perlenschnur, ergäbe sich eine Kette mit der Länge von 2,5 Millionen Kilometern, die man etwa 60-mal um die Erde schlingen könnte. Jede Zelle verfügt über ihr eigenes Programm, das heißt, jede Zelle weiß von Anfang an genau, wo sie hingehört und welche Aufgaben sie dort zu verrichten hat. All unsere Körperzellen spielen harmonisch zusammen wie ein Orchester und formen so das Wunderwerk unseres Organismus. So weit der Idealzustand.

Im Grunde wünschen wir uns doch alle ein langes Leben – und zwar bei voller Vitalität und Gesundheit. Das wäre das Paradies auf Erden. Der medizinische Fortschritt, die immens verbesserte Hygiene und die gute Ernährung haben einen großen Teil dazu beigetragen, dass wir Menschen des 21. Jahrhunderts eine noch nie da gewesene Lebenserwartung haben. Die Erwartung eines längeren Lebens birgt aber einen weiteren Aspekt, den wir – vor allem in unseren jungen Jahren – gerne übersehen: Mit der höheren Lebenserwartung verlängert sich auch der Zeitraum, in dem uns Krankheiten und Verschleiß heimsuchen und schwer zu schaffen machen können. Doch auch hierauf können wir positiv einwirken. Denn heute sind uns die Zusammenhänge zwischen Lebensstil und Gesundheit viel besser vertraut.

Man muss kein Arzt sein, um zu wissen, dass uns Übergewicht oder Rauchen nicht dabei unterstützen, bei möglichst bester Gesundheit alt zu werden. Wer nicht nur lange leben, sondern auch möglichst lange fit und gesund bleiben will, sollte daher selbst aktiv werden. Unser Körper verzeiht uns sehr viel, und das über lange Zeit. Aber wie in allen Systemen kann auch in unserem Körper, gleichwohl aus welchen Gründen, ein »Orchestermitglied« aus dem Takt geraten und dadurch das harmonische Zusammenspiel stören.

Unser Organismus verfügt über ein sehr ausgeklügeltes Selbstheilungssystem, das viele Fehler wieder korrigieren kann – ganz eigenständig, ohne unser Zutun. Das können wir schon erkennen, wenn wir beobachten, wie unser Körper einen Schnitt in den Finger, den wir uns versehentlich mit dem Küchenmesser zugefügt haben, innerhalb weniger Tage von selbst heilt. Er stoppt die Blutung, versiegelt die Wunde und lässt neues Gewebe nachwachsen.

Derartige Heilungsprozesse laufen unentwegt in unserem Organismus ab, ohne dass wir sie wahrnehmen oder spüren. Und solange wir uns wohlfühlen, denken wir auch nicht weiter darüber nach, ob in unserem Inneren alles richtig funktioniert. Erst wenn unser Körper schmerzt, nicht mehr richtig funktioniert oder gar streikt, reagieren wir alarmiert und versuchen, das Problem möglichst schnell wieder aus der Welt zu schaffen – meistens mit Medikamenten und ärztlicher Unterstützung. Doch so weit sollten wir es besser gar nicht erst kommen lassen. Denn wir können durch einen entsprechenden Lebensstil enorm viel zu unserer eigenen Gesundheit beitragen. Eine Möglichkeit dazu bietet uns der allwöchentliche Fastentag, der uns abnehmen hilft und zusätzlich ein Zellschutzprogramm aufruft, das auf der Zellebene tatsächlich wie ein »Jungbrunnen« für uns wirken kann.

Eine weitere Möglichkeit, unsere Vitalität und Gesundheit bis ins hohe Alter zu bewahren, eröffnet uns das Cleansing: Dabei fasten wir über einen längeren Zeitraum hinweg und setzen auf diese Weise eine Art »Selbstreinigungsprogramm« in unserem Körper in Gang. Um bei meinem Computer-Beispiel zu bleiben: Durch eine mehrtägige Fastenperiode betätigen Sie die »Reset«-Taste Ihres Körpers und starten damit das Cleansing-Programm, das in unseren Genen verankert ist.

Für den Fall, dass Sie dieses Selbstreinigungsprogramm gern einmal selbst ausprobieren möchten, erläutere ich Ihnen im Folgenden, worauf es dabei ankommt. Denn es bestehen nicht nur bei der Durchführung des Kurzzeit-Fastens und der einer ausgedehnteren Fastenperiode, auch als »Heilfasten« bekannt, ein paar wesentliche Unterschiede, sondern auch in der Wirkung. Außerdem kann es beim Heilfasten unter Umständen schon mal zu unliebsamen, unerwünschten Situationen kommen. Wer sich an den wöchentlichen Fastentag gewöhnt hat und ihn regelmäßig praktiziert, kann auch einfach einmal einen zweiten Fastentag dranhängen, wenn ihr oder ihm der Sinn danach steht. Dem Körper wird diese 24-stündige Verlängerung in aller Regel keine Probleme bereiten.

Während das Kurzzeit-Fasten im Idealfall völlig ohne unangenehme Begleitumstände vonstattengeht, greifen längere Fastenperioden doch deutlich tiefer in die inneren Abläufe unseres Körpers ein. Und das werden Sie unter Umständen zu spüren bekommen.

Wie unser Körper Energie gewinnt

Wie Sie bereits wissen, greift der Körper beim Kurzzeit-Fasten auf Speicher in der Leber und den Muskeln zurück, denn darin ist ein Tagesbedarf an Zucker (zu Glykogen umgewandelte Glukose) eingelagert. Dank dieser »Notration« können wir es problemlos einen ganzen Tag oder sogar auch zwei Tage ohne Nahrung aushalten. Bei der »6:1-Diät« greift Ihr Körper am Fastentag auf diese »stille Reserve« zurück und versorgt sich so mit ausreichend Zucker.

Um längere Fastenperioden überstehen zu können, muss der Körper jedoch von einem anderen Verfahren Gebrauch machen: von der bereits in Kapitel 4 (auf S. 107) beschriebenen Ketogenese, der Erzeugung von Ketonkörpern. Dabei handelt es sich um eine Stoffwechselumstellung, für die der Organismus etwa drei Tage braucht. Um sein Überleben zu sichern, das ihm durch den Nahrungsentzug in Gefahr geraten zu sein scheint, holt sich der Körper die benötigte Energie zum einem aus den Fett- und Eiweißspeichern, zum anderen produziert er sogenannte Ketonkörper, was durch die Verbrennung von Fettsäuren in der Leber geschieht. Auf der Basis dieser Prozesse entfaltet das Langzeit-Fasten seine heilsame Wirkung im Organismus.

Um an die benötigte Energie zu gelangen, verbrennt der Organismus also nun Fettreserven und Ketone. Sobald diese Stoffwechselumstellung erfolgt ist, beginnt die »Wohlfühlphase«: Wir haben keinen Hunger mehr und fühlen uns unglaublich leicht. Jeder, der länger fastet, wird dieses Hochgefühl erleben, denn der Körper hält uns mithilfe von »Glückshormonen« bei bester Laune. Das Stimmungshoch kann schier überwältigend sein. Die Umstellung auf den Zustand der Ketose wird jedoch etwa drei Tage in Anspruch nehmen, wobei in dieser Zeit unter Umständen ein paar kurzfristige unangenehme Begleiterscheinungen auftreten, etwa Schwächegefühle oder leichter Kopfschmerz. Natürlich gibt es ein paar praktische Tricks, wie Sie sich dagegen wappnen können.

Das Langzeit-Fasten

Wie bei der »6:1-Diät« sollten Sie auch vor dem Beginn Ihres ersten Cleansing mit einer mehrtägigen Fastenzeit ein paar Vorbereitungen treffen. Das Allerwichtigste dabei: Finden Sie heraus, ob langes Fasten tatsächlich sinnvoll und gut für Sie ist. Denn das trifft nicht automatisch für alle Menschen zu. Wie beim Kurzzeit-Fasten gibt es auch hier Rahmenbedingungen und Gesundheitszustände, die ein Fasten über mehrere Tage oder gar Wochen hinweg nicht ratsam erscheinen lassen. Da unsere Nieren beim Entgiften deutlich mehr leisten müssen als normalerweise, müssen sie gesund sein und einwandfrei funktionieren. Dasselbe gilt für die Leber, die beim Langzeit-Fasten wesentlich stärker gefordert ist. Deshalb sollten Sie die Entscheidung für eine längere Fastenkur gemeinsam mit dem Arzt Ihres Vertrauens treffen.

Während der Körper beim Kurzzeit-Fasten in erster Linie in einen Zellschutzmodus gelangt und auf die vorhandenen Ressourcen und seine Ein-Tages-Zuckerreserve zurückgreift, kommen bei längeren Fastenperioden substanzielle Veränderungen in Gang, die alle

Organe und Körperfunktionen beeinflussen. Deswegen ist es wichtig, dass Sie sich vorab mit Ihrem Arzt beraten, ob das Langzeit-Fasten für Sie überhaupt sinnvoll ist, und wenn ja, mit welcher Dauer. Stürzen Sie sich bitte auf keinen Fall in dieses spannende Abenteuer, ohne vorab Ihren Arzt konsultiert zu haben. Sobald er Ihnen jedoch grünes Licht gibt, können Sie das Langzeit-Fasten einmal am eigenen Leib erfahren. So ein innerer »Großputz« vermag wahre Wunder zu bewirken.

Finden Sie das ideale Zeitfenster

Sobald Sie gemeinsam mit Ihrem Arzt die Entscheidung für eine mehrtägige Fastenkur getroffen haben, sollten Sie sich an die Planung machen, denn diese fällt natürlich umfangreicher aus als bei der »6:1-Diät«. Hier gilt es, Folgendes zu beachten: 1. müssen Sie den geeigneten Zeitpunkt finden und die Dauer festlegen, 2. die notwendigen Vorbereitungen treffen und entsprechende Vorräte einkaufen und 3. die richtige Informationsstrategie fahren, das heißt, Sie sollten rechtzeitig vorher überlegen, wen Sie wann und wie über Ihr Vorhaben informieren wollen und wer besser nicht eingeweiht werden sollte.

Während Sie bei der »6:1-Diät« einfach am Morgen Ihres einzigen Fastentages mit dem Nahrungsverzicht beginnen, steht vor dem Langzeit-Fasten eine Darmreinigung an. Sie hilft bei der Stoffwechselumstellung und »erleichtert« Ihnen wortwörtlich den Einstieg in die Fastenperiode. In zahlreichen Fastenbüchern wird zur Darmentleerung Glauber- oder Bittersalz empfohlen. Viele Menschen kostet es jedoch eine extreme Überwindung, die Salzwasserlösung zu trinken. Menge und Geschmack sind wirklich mehr als gewöhnungsbedürftig. Alternativ können Sie Ihren Darm auch mithilfe eines milden Abführmittels entleeren. Damit haben viele Menschen Erfahrung, die sich schon einmal von einer Verstopfung kurieren mussten. Diese sanften Abführmittel bekommen Sie – genauso wie das Salz – rezeptfrei in der Apotheke, Sie können aber auch Ihren Arzt danach fragen. Auf die Frage nach der geeigneten Vorgehensweise bei der Darmentleerung werde ich später unter »Tag 1« (siehe S. 185 f.) noch genauer eingehen.

Der Einstieg

Bevor Sie mit dem eigentlichen Fasten beginnen, müssen Sie Ihren Körper auf den länger dauernden Nahrungsverzicht vorbereiten. Diesen Einstieg schaffen Sie mit einem sogenannten Entlastungstag, an dem Sie nur noch leicht verdauliche Kost zu sich nehmen, damit sich Ihr Körper auf die »Essens-Auszeit« einstellen kann.

Am Folgetag, Ihrem ersten Fastentag, nehmen Sie dann morgens das Abführmittel zu sich. Wer keine Erfahrung mit Salzlösungen und Abführmitteln hat, sollte sich – für den Fall, dass die Wirkung schnell und »durchschlagend« eintritt – nicht allzu weit von seiner Toilette entfernen und dafür sorgen, dass sie auch immer frei ist. Denn jeder reagiert anders auf die natürlichen oder medikamentösen Abführmittel. Deswegen sollten Sie Ihren ersten Fastentag besser nicht irgendwo unterwegs oder an einem sehr turbulenten (Arbeits-)Tag einlegen. Wenn ich selbst eine längere Fastenphase mit einer Abführung einleite, starte ich mein Cleansing stets an einem Wochenende, das ich zu Hause in meinen eigenen vier Wänden verbringe. Dort fühle ich mich sicher – egal, was geschieht.

Während der ersten drei Fastentage muss sich der Körper komplett umstellen, da er seinen Energiebedarf nicht mehr aus den Nahrungskalorien befriedigen kann. In dieser Umstellungsphase passt sich der Organismus – wie oben dargestellt – der neuen Lebenssituation an und richtet sich darauf ein, seine Energie ausschließlich aus den internen Reserven zu beziehen. In dieser Phase können gelegentlich Kreislaufschwankungen auftreten. Daher empfehle ich Ihnen dringend, Stresssituationen zu vermeiden. Bei Kreislaufschwankungen könnte schon allein das Autofahren kritisch sein und für Menschen mit anstrengenden bzw. entsprechenden Berufen sogar gefährlich werden. Die ersten drei Tage einer längeren Fastenperiode gelten als kritisch, weshalb Sie den Zeitpunkt dafür umso sorgfältiger auswählen sollten.

Ein weiterer wichtiger Aspekt bei der Wahl des Zeitfensters ist auch Ihr Terminkalender. Eine Phase, in der viele Abendessenseinladungen und gesellschaftliche Verpflichtungen mit viel Trubel auf Sie zukommen, ist für eine ausgedehnte Fastenkur natürlich restlos ungeeignet. Während einer längeren Fastenzeit haben die allermeisten Menschen das Bedürfnis, sich – mindestens gelegentlich – völlig zurückzuziehen. Denn Sie nehmen nicht nur ab, auch Ihre Haut wird »dünner«, und Sie reagieren sensibler als gewohnt auf alle äußeren Einflüsse. Deswegen bevorzuge ich für mein Cleansing immer eine Phase, in der ich nicht zu viel zu tun habe und nur wenigen sozialen Verpflichtungen nachzukommen brauche.

Trotzdem stellt es normalerweise überhaupt kein Problem dar, eine längere Fastenzeit in den normalen bzw. in den beruflichen Alltag zu integrieren. Spätestens nach Ihren ersten Erfahrungen mit der »6:1-Diät« wissen Sie ja, wie Sie auf den Nahrungsverzicht reagieren – beispielsweise während der Arbeitszeit am Arbeitsplatz. Es gelingt nur wenigen Menschen, ein Zeitfenster zu finden, in dem sie sich völlig von der Außenwelt abschotten können – ausgenommen Sie verbinden Ihre Fastenkur mit einem Urlaub, etwa in einem Fastenzentrum, wo Sie auch noch professionelle Anleitung erhalten. Wer jedoch zu Hause inmitten seiner normalen Alltagsaktivitäten fastet, muss ein paar Dinge organisieren, damit das Unternehmen möglichst erfolgreich verläuft. Sie erinnern sich an Odysseus und die Sirenen? Unser Held blieb siegreich, weil er sich optimal auf sein Abenteuer vorbereitet hatte ... Vorbereitung ist der Schlüssel zum Erfolg. Deswegen sollten Sie unbedingt vorab über alle Eventualitäten nachdenken und Ihre Fastenkur entsprechend planen.

Bei der Frage nach der Dauer einer Cleansing-Periode sollten Sie beachten, dass Ihr Körper in der Regel etwa drei Tage braucht, um sich überhaupt an den Nahrungsverzicht zu gewöhnen. Weil diese Umstellungsphase auch einmal etwas unangenehm sein kann, empfehle ich Ihnen, mindestens eine Woche lang zu fasten. Denn da das Wohlgefühl und die Selbstreinigung erst am vierten Tag einsetzen, überwiegen dann die positiven Erfahrungen. So belohnt uns der Körper mit dem Gefühl von Frische, Leichtigkeit und Unbeschwertheit für den Verzicht, mal ganz abgesehen von den heilsamen »Nebenwirkungen« für unseren Körper.

Wer also zum ersten Mal über einen längeren Zeitraum hinweg fasten möchte, sollte eine Woche einplanen, die sich folgendermaßen aufgliedert: Nach dem Entlastungstag (Tag 1) folgen fünf reine Fastentage (Tag 2–6). Den Abschluss dieser Fastenperiode bilden zwei Aufbautage (Tag 7/8), an denen Sie Ihren Körper behutsam wieder an die Nahrungsaufnahme gewöhnen. Das bedeutet, dass Sie an insgesamt fünf Tagen komplett auf Nahrung verzichten.

Wenn diese eine Fastenwoche eine gute Erfahrung für Sie war, können Sie beim nächsten Mal auch länger fasten, wenn Sie auch das einmal ausprobieren wollen. (Meine eigene bisher längste Fastenperiode umfasste 20 Tage.)

Die benötigten Vorräte

Wenn Sie den richtigen Zeitpunkt und die Dauer Ihrer Cleansing-Phase festgelegt haben, sollten Sie sich *am besten vorher die benötigten Vorräte zulegen*, um entspannt über die Fastentage zu kommen. Denn Sie werden in dieser Zeit keine große Lust verspüren, in Geschäfte und Supermärkte zu gehen, um die erforderlichen Lebensmittel einzukaufen.

Für Tag 1, den Entlastungstag, brauchen Sie die Zutaten für die leicht verdaulichen Gerichte (Rezepte ab S. 186), je nachdem, für welche Rezepte Sie sich entscheiden. Und für die Fastentage (Tag 2–6) brauchen Sie ein Abführmittel Ihrer Wahl und wie für die »6:1-Diät« Mineralwasser, Tees und Gemüsebrühen sowie einige Säfte aus dem Reformhaus. Falls Sie Säfte oder Smoothies selbst herstellen wollen, holen Sie sich die entsprechenden Gemüse und Früchte. Die Lebensmittel für die beiden Aufbautage können Sie ebenfalls vorab besorgen, es reicht aber auch noch, wenn Sie an Tag 7 Ihren ersten Apfel »geschlemmt« haben. Denn danach macht das Einkaufen besonders viel Spaß.

Kleine Einkaufs-Checkliste für Ihre Fastenwoche

- ◉ Glauber- oder Epsomsalz *oder* ein Abführmittel
- ◉ Mineralwasser
- ◉ Zitrone (nach Belieben), frische Minze, Ingwer, ein Bund *oder* Topf Rosmarin zum Aromatisieren des Wassers
- ◉ Diverse Teesorten
- ◉ Stevia zum Süßen
- ◉ Zutaten für die Gemüsebrühen oder Instant-Gemüsebrühe aus dem Reformhaus
- ◉ Zutaten für grüne Smoothies
- ◉ Obst oder Gemüse für frisch gepresste Säfte *und/oder* fertige Obst- bzw. Gemüsesäfte aus dem Reformhaus
- ◉ Lebensmittel für Ihren Entlastungstag
- ◉ 1 Apfel für das Fastenbrechen an Tag 7
- ◉ Lebensmittel für die beiden Aufbautage

Ähnlich wie bei der »6:1-Diät« müssen Sie entscheiden, wem Sie von Ihrem Vorhaben erzählen wollen bzw. müssen. Wer sollte zu Hause oder am Arbeitsplatz Bescheid wissen und wer muss darüber in Kenntnis gesetzt werden, dass Sie nicht nur einen, sondern mehrere Tage lang fasten wollen? Es ist Ihre ganz persönliche Entscheidung, ob überhaupt und – wenn ja – wen von den Menschen in Ihrem Umfeld Sie in Ihr Cleansing-Vorhaben einweihen wollen. Beides hat Vor- und Nachteile. Wenn Sie den Mitgliedern Ihrer Familie oder Ihren Kollegen davon erzählen, könnten Sie dadurch andere zum Mitmachen anregen oder sie mindestens dazu bringen, Sie – falls nötig – mit Verständnis und Nachsicht zu behandeln und dadurch zu unterstützen. Aufgrund Ihrer Erfahrungen mit dem Kurzzeit-Fasten werden Sie bestimmt schon wissen, welche Informationspolitik für Sie am besten funktioniert.

Wenn Sie eher extrovertiert veranlagt sind, liegt es Ihnen vermutlich näher, Ihre Mitmenschen vorab über Ihr »Fasten-Projekt« zu informieren und sie dann hinterher auch an Ihren Erfahrungen teilhaben zu lassen. Ich selbst habe mit beiden Informationsstrategien experimentiert: Manchmal war es sehr motivierend, meine Arbeitskollegen darüber zu informieren, dass ich gerade ein Cleansing durchführte. Denn ich habe dabei in überraschend hohem Maß Interesse und Unterstützung von meinen Kollegen erfahren. Ich vermute, dass das anfängliche Interesse einer gewissen grundsätzlichen Neugier entsprang, aber wohl auch darauf beruhte, dass manch einer bezweifelte, ob ich meine Fastenkur überhaupt so lange würde durchhalten können wie angekündigt. Und ich spürte, wie der Respekt meiner Kollegen für mein Durchhaltevermögen mit jedem Fastentag wuchs. Manchmal hatte ich im Büro angesichts der Anerkennung, die ich erfahren durfte, das Gefühl, ich badete in einem Meer von Bewunderung. Das kann sehr unterstützend wirken, vor allem bei »Fasten-Flauten«, wie sie natürlich auch vorkommen.

Auf solche Durchhänger möchte ich Sie natürlich auch hinweisen, denn natürlich kann der Nahrungsverzicht vorübergehend auch mit etwas unangenehmen Begleitumständen einhergehen. Am häufigsten sind leichte Kopfschmerzen, kurzfristige Kreislaufschwankungen und gelegentliche Schwächegefühle. Das alles muss nicht auftreten, aber es kann, denn man spürt die Entgiftungs- und Heilungsprozesse in seinem Körper. Dann sollten Sie die Möglichkeit zu kurzen Pausen und nötigenfalls auch zum Rückzug haben. Außerdem erhöht sich die Sensibilität, weshalb wir gegenüber Stress und Kritik empfindlicher werden. Und auch unser Geist spürt den Verzicht und reagiert darauf. Ich nenne dies »das Verlangen der Seele«. Es bedeutet, dass wir uns möglicherweise auch nach mehr Liebe, Zuwendung und Aufmerksamkeit sehnen.

Vielleicht möchten Sie Ihre Fastenzeit zum Rückzug und zur Innenschau nutzen. Dann spricht vieles dafür, Ihre Mitmenschen nicht oder erst später darüber ins Bild zu setzen. Beide Varianten funktionieren. Es liegt an Ihnen, auf welche Art und Weise Sie damit umgehen wollen. Es kann durchaus Situationen geben, in denen Sie besser niemandem von Ihrem Fasten erzählen.

Bei einem Cleansing habe ich das selbst erlebt. Ich befand mich in Tag 4, als ich unvorhergesehen zu einer Konferenz fahren musste. Dieser Termin traf mich völlig unerwartet und stellte eine echte Herausforderung dar.

Auf solchen Konferenzen, die ja auch der Pflege von Kontakten mit den Kollegen dienen sollen und gesellschaftliche Anlässe sind, werden einem unentwegt Speisen und Getränke angeboten. Tagsüber überstand ich diese »Prüfungen« gut, aber abends, wenn *Get-together* oder gemeinsame Abendessen von Kongressteilnehmern und Vortragsrednern auf dem Programm standen, musste ich eine andere Strategie wählen. So entschuldigte ich mich immer sehr kurzfristig mit dringenden Last-Minute-Vorbereitungsarbeiten für den nächsten Kongresstag. Und das funktionierte überraschend gut. Niemand stellte meine Worte infrage – im Gegenteil, ich stieß immer auf Verständnis. Ich fürchte jedoch, dass dieses Verständnis ausgeblieben wäre, wenn ich das Fasten als Entschuldigung für mein Fernbleiben genannt hätte.

Ihre Cleansing-Checkliste

Diese Punkte sollten Sie erledigt haben, bevor Sie mit dem Fasten beginnen:

- Sie haben mit Ihrem Arzt über Ihr Vorhaben gesprochen und sein Einverständnis eingeholt.
- Sie haben Ihren Terminplan so arrangiert, dass Ihnen in den nächsten Tagen keine wichtigen Essenseinladungen oder gesellschaftlichen Verpflichtungen ins Haus stehen. Damit haben Sie auch den optimalen Termin für Ihren Fastenbeginn und die Dauer Ihrer Fastenkur festgelegt.
- Sie haben sich ein Abführmittel Ihrer Wahl sowie alle Vorräte besorgt, die Sie für den Entlastungs- und die folgenden Fastentage sowie für das Fastenbrechen brauchen.
- Sie haben die geeignete Informationsstrategie festgelegt und entschieden, wem Sie von Ihrem Fasten-Abenteuer wie und wann erzählen und wem nicht.

Leichte Rezepte für Tag 1 – Ihren Entlastungstag

Heute stimmen Sie Ihren Körper mit drei leicht verdaulichen Mahlzeiten auf das Fasten ein. Mediterrane und vegetarische Gerichte eignen sich dafür besonders gut. Je nach den Rezepten Ihrer Wahl stellen Sie Ihre Einkaufsliste zusammen und besorgen die entsprechenden Dinge. Hier ein paar Rezeptvorschläge zur Auswahl:

Sandwich mit Putenbrust

Zutaten für 1 Portion:

2 Scheiben Kasten-Vollkornbrot
30 g Frischkäse
20 g Rucola (Rauke)
80 g gebratene Putenbrust, aufgeschnitten
1 Orangenscheibe
Pfeffer aus der Mühle

Zubereitung:

1 1 Scheibe Brot mit dem Frischkäse bestreichen.
2 Mit dem Rucola, der Putenbrust und der Orangenscheibe belegen.
3 Pfeffern, die zweite Brotscheibe darauflegen und diagonal in Sandwich-Dreiecksform schneiden.

Obstiger Frühstücksdrink

Zutaten für 1 Portion:

1 Banane
100 ml Milch
200 g TK-Himbeeren
100 g Naturjoghurt
1 EL Haferflocken
1 EL Honig

Zubereitung:

1 Die Banane schälen.
2 Dann alle Zutaten in den Mixer geben und ihn laufen lassen, bis die Masse die gewünschte Konsistenz erreicht hat.

Hähnchenbrust auf Gemüsespaghetti

Zutaten für 2 Portionen:

2 Hähnchenbrustfilets
Salz und Pfeffer aus der Mühle
100 g Spaghetti
1 Zwiebel
1 Knoblauchzehe
1 gelbe Paprikaschote
2 EL trockener Weißwein
125 ml Gemüsebrühe
1 kleine Dose geschälte Tomaten
Zucker
1 TL Olivenöl
½ Bund Majoran, gehackt

Zubereitung:

1 Hähnchenbrustfilets waschen, trocken tupfen und mit Salz und Pfeffer würzen.

2 Nudelwasser zum Kochen bringen.

3 Zwiebel und Knoblauchzehe schälen und fein hacken. Paprikaschote schälen, waschen und in Streifen schneiden.

4 Zwiebel und Knoblauch im Wein glasig dünsten, Paprika dazugeben und kurz mitdünsten. Mit der Brühe ablöschen. Die Tomaten aus der Dose grob zerkleinern und mit ihrem Saft hinzufügen. Mit Salz, Pfeffer und einer Prise Zucker würzen. 8–10 Minuten einkochen lassen.

5 Währenddessen die Nudeln in 8–10 Minuten *al dente* kochen.

6 Die Hähnchenbrustfilets in einer mit Öl ausgepinselten Pfanne auf jeder Seite 4–5 Minuten goldgelb braten. Die Pfanne vom Herd nehmen und die Filets gar ziehen lassen.

7 Die Sauce mit Majoran und Gewürzen kräftig abschmecken, die abgetropften Spaghetti hineingeben, durchschwenken. Portionsweise auf Teller verteilen.

8 Hähnchenbrustfilets in dünne Scheiben schneiden und auf der Pasta anrichten. Mit einigen Majoranblättchen bestreuen und sofort servieren.

Dorade auf mediterrane Art

Zutaten für 2 Portionen:

1 Dorade (600–800 g), küchenfertig, geschuppt
Meersalz
Schwarzer Pfeffer aus der Mühle
2 Knoblauchzehen, beide geschält, 1 dünn aufgeschnitten
1 kleine Knolle Fenchel mit Grün
60 ml Olivenöl
1 kleine Zucchini
1 rote Paprikaschote
2 mittelgroße Tomaten
1 Schalotte
60 ml Gemüsebrühe oder Fischfond
1 Zweig Thymian
Einige Basilikumblätter

Zubereitung:

1 Ofen auf 180 °C vorheizen.

2 Dorade auf der Hautseite 3- bis 4-mal einschneiden. Innen und außen mit Salz und Pfeffer einreiben.

3 Die Knoblauchscheiben zusammen mit etwas Fenchelgrün in den Bauch des Fischs schieben. Den Fisch auf beiden Seiten mit Olivenöl bestreichen.

4 Gemüse waschen, putzen und in fingerdicke Stücke schneiden.

5 Schalotten und die restliche Knoblauchzehe schälen, anschließend fein hacken.

6 Gemüse, Knoblauch und Schalotten in einem Bräter in etwas Olivenöl kurz anrösten.

7 Dorade in einer heißen Pfanne mit etwas Olivenöl auf beiden Seiten je 2 Minuten anbraten. Herausnehmen, auf die Gemüse im Bräter legen. Etwas Gemüsebrühe oder Fischfond angießen. Den Thymianzweig darauflegen.

8 Bräter mit Fisch und Gemüse in den vorgeheizten Backofen schieben. Dort jeweils etwa 8 Minuten pro (Fisch-)Seite garen.

9 Fisch herausnehmen und kurz ruhen lassen.

10 Gemüse mit Salz und Pfeffer abschmecken.

11 Fisch und Gemüse auf Tellern anrichten und mit Basilikumblättern garnieren. Mit Pfeffer und Meersalz bestreuen.

Schollenfilet im Gemüsebett

Zutaten für 2 Portionen:

100 g Zwiebeln
1 Karotte
1 Stange Lauch
¼ Knolle Sellerie
2 EL Weißwein
Salz
Pfeffer aus der Mühle
1 Bio-Zitrone, nur der Schalenabrieb
125 ml Gemüsebrühe
2 Schollenfilets (à ca. 250 g), ohne Haut
1 Bund Kerbel

Zubereitung:

1 Zwiebeln schälen und fein würfeln.

2 Gemüse putzen, waschen und in kleine Würfel schneiden.

3 Zwiebeln und Gemüse im Weißwein andünsten. Mit Salz und Pfeffer würzen, Zitronenschale und Brühe zugeben. Etwa 15 Minuten auf kleiner Flamme weiterdünsten.

4 Schollenfilets waschen, trocken tupfen, salzen und pfeffern.

5 Filets auf das Gemüse geben und etwa 5 Minuten lang zugedeckt gar ziehen lassen.

6 Gemüse auf flachen Tellern anrichten. Filets daraufsetzen und mit abgezupften Kerbelblättchen garnieren.

Ratatouille

Zutaten für 2 Portionen:

1 Zwiebel
1 kleine Aubergine
1 rote Paprikaschote
1 grüne Paprikaschote
1 kleine Zucchini
250 g Kirschtomaten
1 Bund Basilikum
4 EL Olivenöl
1 Knoblauchzehe, geschält, ganz
1 Zweig Thymian
Salz und schwarzer Pfeffer aus der Mühle
1 EL Koriander, frisch oder getrocknet

Zubereitung:

1 Zwiebel schälen und klein schneiden.

2 Gemüse waschen, putzen und klein schneiden.

3 Basilikumblätter waschen, von den Stängeln zupfen und klein hacken.

4 In einem Wok oder Topf Olivenöl erhitzen. In der Reihenfolge der Zutatenliste das Gemüse nacheinander hineingeben. Den Knoblauch im Ganzen mit dem Zweig Thymian hinzufügen.

5 Etwa 8–10 Minuten bissfest kochen, bei Bedarf Gemüsefond angießen.

6 Ratatouille mit Salz, Pfeffer und Koriander abschmecken. Die Knoblauchzehe und den Thymianzweig herausfischen. Vor dem Servieren die gehackten Basilikumblätter darüberstreuen.

Tag 2 – Ihr erster Fastentag

Nach dem Aufwachen folgt das Wiegen. Dazu sollte Ihre Blase leer sein, denn Sie bestimmen jetzt Ihr Ausgangsgewicht, es dient Ihnen als Referenzwert. Dieses morgendliche Wiegen sollten Sie während Ihrer gesamten Fastenzeit täglich nach demselben Muster wiederholen und das jeweilige Ergebnis notieren. Wiegen während des Tages ist weder sinnvoll noch notwendig, denn der Wassergehalt Ihrer Zellen wird im Lauf des Tages schwanken, weshalb die Ergebnisse nicht aussagekräftig wären. (Widerstehen Sie also bitte der Versuchung, sich tagsüber auch noch auf die Waage zu stellen. Das Auf und Ab der Ergebnisse würde Sie nur irritieren.) Der Wassergehalt ist der wichtigste Faktor bei der kurzfristigen Gewichtsveränderung, und als exakter Wert genügt das Körpergewicht nach dem Aufwachen.

Als Nächstes folgt das Abführen. Das bewerkstelligen Sie mithilfe einer Salz-Trinklösung oder eines Abführmittels. Die Entleerung des Darms ist für Ihren Körper das Signal, dass sich ab diesem Moment das gewohnte Essensmuster verändern wird. Je früher an dem bewussten Tag Sie abführen, umso besser werden Sie sich fühlen. Stellen Sie jedoch unbedingt sicher, dass Sie an diesem Tag jederzeit einen einfachen und schnellen Zugang zu einer Toilette haben. Denn je nach Art des Abführmittels und Ihrer individuellen Konstitution kann die Reaktion Ihres Körpers auch ziemlich »durchschlagend« sein. Besser, Sie sind darauf vorbereitet!

Zur Vorgehensweise: Sie können Ihren Darm auf natürliche Weise (mit Bittersalz) oder medikamentös (mit einem Abführmittel) entleeren, beides bekommen Sie in der Apotheke. Wer die natürliche Variante bevorzugt, besorgt sich dazu Bittersalz, auch »Epsomsalz« genannt, oder Glaubersalz. Beides sind Pulver, die Sie in Wasser auflösen und dann trinken müssen. Bittersalz besteht aus Magnesiumsulfat-Heptahydrat, Glaubersalz aus Natriumsulfat, beide dienen seit jeher als natürliche Abführmittel zur kurzfristigen Behandlung leichter Verstopfungen. Als unerwünschte Nebenwirkungen können bei beiden Salzen gelegentlich Durchfall, Übelkeit und Bauchkrämpfe auftreten. Doch in der Regel verläuft die Abführung »glimpflich«, da die Salzlösungen den Darm nur leicht irritieren. Die Dosis entscheidet, wie stark die Wirkung ausfällt und wie schnell sie einsetzt.

Probieren Sie das Ganze vorsichtig aus und fangen Sie klein an, indem Sie sich an die richtige Dosis herantasten. Beginnen Sie hierzu mit einem Teelöffel des Salzes Ihrer Wahl auf ein Glas Wasser. Stellt sich innerhalb von drei Stunden keine Wirkung ein, müssen Sie die Behandlung wiederholen und dafür nun zwei Teelöffel Salz in ein Glas Wasser geben. Zusätzlich sollten Sie viel Mineralwasser trinken. Nachteile der natürlichen Abführmethode mit einer Salzlösung sind deren Geschmack und Menge. Nicht jeder bringt so eine Salzlösung über die Lippen. Wenn das auch auf Sie zutrifft, sollten Sie lieber auf ein mildes Abführmittel zurückgreifen, das Sie ebenfalls rezeptfrei in der Apotheke kaufen können.

Nach dem Wiegen und der Morgentoilette folgt das erste kulinarische Highlight des Tages: Jetzt dürfen Sie eine schöne Tasse Tee trinken – und falls Sie nicht darauf verzichten können und wollen, ihn mit ein paar Tropfen Milch oder Zitronensaft anreichern, jedoch auf keinen Fall mit Zucker. Falls Sie Ihren Tee süß brauchen, verwenden Sie dazu Süßstoff bzw. Stevia (siehe S. 72 f.). Kaffeeliebhaber(innen) können mit einer morgendlichen Tasse Kaffee experimentieren und testen, ob er ihnen bekommt. Denn das Koffein könnte Ihren nun leeren Magen reizen. Es spricht einiges für Tee während der Fastenzeit, da er seine anregende Wirkung ungleich sanfter entfaltet. Sie werden beim Fasten spüren, dass sich in dieser Phase alle Ihre Sinne schärfen und Ihre Empfindungen intensiver werden. Hören Sie jetzt besonders aufmerksam auf die Signale, die Ihnen Ihr Körper sendet!

Nachdem Sie in Ruhe Ihre Tasse Tee oder Kaffee genossen haben, dürfen und sollen Sie so viel Wasser trinken, wie Sie möchten. Erlaubt sind Mineralwässer mit oder ohne Kohlensäure, jedoch keine weiteren Zusätze. Daher sind natürlich auch sämtliche Arten von Softdrinks streng tabu! Unterschiedliche Tees sorgen für Abwechslung neben dem Wassertrinken; eine Liste mit Teesorten, die Sie in dieser Phase beim Fasten unterstützen und Ihnen neue Geschmackserlebnisse bescheren, finden Sie auf S. 74–78.

Gegen Mittag erwartet Sie das zweite kulinarische Highlight des Tages in Form einer Gemüsebrühe oder von 200 ml Obst- oder Gemüsesaft oder einem Smoothie (Rezepte dafür finden Sie auf S. 90 f.). Obst- und Gemüsesäfte sollten Sie entweder aus dem Reformhaus holen oder – noch besser – selber frisch pressen. Während der nächsten Stunden dürfen Sie wieder nach Herzenslust Wasser und Tee trinken – und sollte die Herzenslust nicht allzu groß sein, trinken Sie bitte trotzdem reichlich: Viel Flüssigkeit ist wichtig, um Ihre Ausscheidungsorgane dabei zu unterstützen, alle Abfallstoffe (Stoffwechselabbauprodukte, »Gifte«) aus Ihrem Körper herauszuspülen. Am Abend steht Ihnen dann etwas Ultraleckeres ins Haus: eine herzhafte (oder auch feine) heiße Gemüsebrühe. (Rezepte dafür finden Sie ab S. 80 und ab S. 194.)

Der Cleansing-Tag im Zeitraffer

⊙ Frühstück: Nach dem Aufstehen und Wiegen gibt es entweder eine Tasse Schwarz- oder Grüntee, bei Bedarf/nach Belieben mit ein paar Tropfen Milch oder Zitronensaft angereichert, jedoch ohne Zucker! Falls nötig, können Sie ihn mit

Süßstoff bzw. Stevia süßen. Alternativ darf es auch eine Tasse Kaffee sein, am besten ein Espresso.

- ◎ Am Vormittag: Während der nächsten fünf Stunden sollten Sie viel Wasser und appetithemmende Kräutertees trinken.
- ◎ Mittags: Wer mag, isst als Lunch einen Teller Gemüsebrühe. Alternativ ist auch ein Glas (max. 200 ml) Gemüse- oder Obstsaft bzw. ein grüner Smoothie erlaubt, entweder frisch gepresst oder aus dem Reformhaus. Im Anschluss können Sie sich – falls nötig – mit einer Tasse Kaffee, schwarzem oder grünem Tee über ein Nachmittagstief hinweghelfen.
- ◎ Am Nachmittag: wieder viel Wasser und appetitzügelnden Kräutertee trinken.
- ◎ Abends: Wer mag, schlürft am Abend auch wieder einen Teller Gemüsebrühe. Danach können Sie noch Wasser und/oder beruhigenden Kräutertee trinken.

Brühe-Rezepte für Ihre Fastenwoche

Tomaten-Basilikum-Gemüsebrühe

Neben den ab S. 80 bereits aufgeführten Rezepten zählt diese Brühe zu meinen großen Favoriten während der Fastenwoche. Sie besteht in erster Linie aus frischen Tomaten, und das Rezept ist denkbar einfach.

Zutaten für mindestens 8 Portionen:

2 kg Tomaten
1 Zwiebel
1 Knolle Fenchel
1 Karotte
5 l Wasser
Salz und Pfeffer aus der Mühle zum Abschmecken
Basilikumblätter zum Garnieren, gehackt

1 Tomaten pürieren, dann Zwiebel, Fenchel und Karotte schälen und ebenfalls pürieren.

2 Gemüsepüree in einen großen Topf mit 5 l Wasser geben.

3 Kurz aufkochen, dann etwa 20 Minuten köcheln lassen.

4 Brühe durch ein Sieb abgießen und auffangen.

5 Vor dem Servieren mit Salz und Pfeffer würzen und mit gehackten Basilikumblättern bestreuen.

Japanische Miso-Suppe

Damit während der Fastenwoche keine Langeweile aufkommt, sorgt eine japanische Miso-Suppe hier für geschmackliche Abwechslung.

Zutaten für 2 Portionen:

10 g getrocknete Wakame-Algen
150 g Enoki-Pilze oder Champignons
2 Frühlingszwiebeln
150 g Tofu, 2 TL Sesam
½ Limette
600 ml Gemüsebrühe
2 EL weiße Miso-Paste
2 EL Sojasauce

Zubereitung:

1 Wakame-Algen 10 Minuten lang in warmem Wasser einweichen.

2 Enoki-Pilze *oder* Champignons putzen und klein schneiden. Frühlingszwiebeln putzen, waschen und in 2 Zentimeter lange Stücke schneiden. Tofu in 2 Zentimeter große Würfel schneiden.

3 Sesam in einer Pfanne rösten, auf einem Teller abkühlen lassen. Limette auspressen.

4 Gemüsebrühe aufkochen. Die Frühlingszwiebeln und die Pilze darin 3 Minuten kochen.

5 100 ml Brühe abnehmen und mit der Misopaste verrühren, dann in die restliche Brühe einrühren, aber nicht mehr kochen lassen. Mit Sojasauce und 1 EL Limettensaft würzen.

6 Brühe durch ein Sieb abseihen und auffangen. Vor dem Servieren mit Sesam bestreuen.

Natürlich können Sie für die Gemüsebrühe auch alle Rezepte verwenden, die Sie ab S. 80 finden. Abwechslung ist wichtig, weil durch das lange Fasten der vergnügliche Zeitvertreib des Einkaufens und Kochens wegfällt.

Tag 3 bis Tag 6

Um Ihrem Cleansing zum vollen Erfolg zu verhelfen, sollten Sie eine Routine entwickeln. Der Morgen beginnt immer mit demselben Ablauf: Sie gehen auf die Toilette und steigen anschließend auf die Waage. Notieren Sie Ihr Gewicht, damit Sie die Veränderungen verfolgen können. Und wundern Sie sich nicht: Ihr Darm arbeitet weiter, auch wenn Sie keine feste Nahrung mehr zu sich nehmen; ein gelegentlicher Stuhlgang während der Fastenzeit ist normal und wünschenswert.

Anschließend trinken Sie Ihren Morgen-Tee oder -Kaffee, danach Mineralwasser. Gegen Mittag gibt es eine Gemüsebrühe Ihrer Wahl oder ein Glas Obst- oder Gemüsesaft oder einen Smoothie. Achten Sie darauf, den ganzen Tag über immer genügend Wasser und/oder Kräutertee zu trinken. Ich selbst vergesse das manchmal. Deswegen steht bei mir immer ein Glas in Griffweite, das mich an die Wichtigkeit der ausreichenden Flüssigkeitszufuhr erinnert. Auch unterwegs oder beim Spazierengehen habe ich immer eine Flasche Wasser dabei. Die Gemüsebrühe zum Abendessen ist ebenfalls ein wesentlicher Bestandteil Ihrer Fastenroutine.

Diese Routine hilft Ihnen, Ihre Fastentage sinnvoll zu strukturieren, wobei allerdings infolge der geringen Unterschiede in Ihren

»Mahlzeiten« nach einigen Tagen Langeweile aufkommen kann. Entfliehen Sie diesem kulinarischen Einerlei, indem Sie zum einen bei den Teesorten abwechseln und zum anderen Ihr Mineralwasser mit einer Scheibe Zitrone, Ingwer, ein paar Minzeblättchen oder einem Rosmarinzweig aromatisieren, um seinen Geschmack immer wieder zu verändern.

Für Ihre mittägliche und abendliche Gemüsebrühe finden Sie in diesem Buch ebenfalls verschiedene Rezepte, womit Sie Abwechslung in Ihren Speiseplan bringen können. Auch wenn keine feste Nahrung erlaubt ist, aufpeppen dürfen Sie Ihre Brühen durchaus: mit fein gehackten frischen Kräutern wie Petersilie, Fenchel, Basilikum oder Schnittlauch. Zusätzlich sollten Sie mittags zwischen Brühe, Saft und Smoothie abwechseln, um sich trotz der Routine jeden Tag andere Geschmackserlebnisse zu verschaffen.

Nebenwirkungen und Gegenmaßnahmen

Nach den ersten beiden Tagen verspüre ich normalerweise nicht mehr den Wunsch nach fester Nahrung. Unser Körper passt sich der neuen Situation überraschend schnell und gut an. Allerdings bekommen manche Fastende Kopfschmerzen – eine Reaktion ihres Organismus auf die fehlende Zufuhr von Zucker und Kalorien. Als Gegenmittel sollten Sie nicht gleich eine Tablette einwerfen, sondern erst einmal versuchen, die Kopfschmerzen mithilfe einer erhöhten Mineralwasserzufuhr zu vertreiben.

Falls das nichts nützt, dürfen Sie eine Tasse Kräutertee trinken, der mit einem Teelöffel Honig gesüßt ist. Das wirkt in den meisten Fällen. Sollten die Kopfschmerzen dann wider Erwarten immer noch nicht nachlassen, sondern sogar stärker werden, sich gar bis zu einer Migräne steigern, dann sollten Sie zu den entsprechenden Medikamenten greifen, unter Umständen Ihren Arzt konsultieren und über einen vorzeitigen Abbruch Ihres Fastenexperiments nachdenken. Ihr Körper signalisiert Ihnen, was für ihn gut ist. Und vielleicht will er Ihnen eben auf diesem Weg zu verstehen geben, dass Sie nun genug gefastet haben. Das ist völlig in Ordnung. Es wäre ein Fehler, dieses Warnzeichen zu ignorieren. Der Sinn des Fastens kann keinesfalls darin bestehen, es gegen den Willen des eigenen Körpers fortzusetzen, sondern auf ihn zu hören und entsprechend seinen Signalen zu handeln.

Wenn Sie es gewohnt sind, regelmäßig Kaffee und/oder Alkohol zu trinken, könnte während der ersten Fastentage auch das Verlangen danach in Ihnen hochsteigen. Die Entgiftung ist nun in vollem Gang, und das zeigt sich manchmal in solchen Gelüsten. Ich selbst helfe mir mit einem schönen Glas Wasser über solche Versuchungen hinweg. (Dazu ein Tipp: Die Verringerung Ihres gewohnten Quantums an Wein, Bier und anderen alkoholischen Getränken bereits einige Tage *vor* dem Cleansing wird Ihnen Ihren Einstieg in die Fastenzeit ebenfalls erleichtern.)

Nach den ersten zwei oder drei Tagen sollten Sie unerwartet ein großes Wohlempfinden verspüren. Bei mir stellt sich dieses überwältigend gute Gefühl in der Regel ab dem vierten Tag ein. Wie es scheint, hat der Körper dann die Botschaft verstanden, dass er nun für eine bestimmte Zeit ausschließlich mit flüssiger Nahrung auskommen muss. In dieser Phase meines Langzeit-Fastens lese ich sehr gerne Kochbücher, um mir mit leckeren Rezepten Inspirationen für »die Zeit danach« zu holen.

In erster Linie ist das Cleansing jedoch eine Selbstreinigung, die Sie körperlich spüren werden. Jeder erlebt es anders, und auch die Intensität variiert. Angeblich sollen Menschen, die besonders viel Fleisch essen, während ihrer Fastentage einen starken Körpergeruch ausdünsten. Ich kann das jedoch aus eigener Wahrnehmung nicht bestätigen, mir ist nie etwas Derartiges aufgefallen. Doch die Ketogenese hat in der Tat olfaktorische Auswirkungen: Der typische Ketongeruch erinnert an Apfel oder Frucht allgemein, und wir geben ihn über den Körper und den Atem ab. Ein zuckerfreies Pfefferminzbonbon und regelmäßiges Zähneputzen, Gurgeln mit Mundwasser und das Reinigen der Zunge mit einem Zungenschaber verbessern den Atem.

Wie Sie das Fastenende einläuten

Inzwischen ist Ihnen die tägliche Cleansing-Routine in Fleisch und Blut übergegangen. Und die Waage zeigt Ihnen die Veränderung Ihres Körpergewichts an. Zusätzlich zur Selbstreinigung ist die Gewichtsabnahme natürlich ein sehr schöner und willkommener Nebeneffekt: Die Pfunde sind mess- und sichtbar weniger, der Bauch ist spürbar flacher geworden. Viele empfinden angesichts des bevorstehenden »Fastenbrechens« sogar eine gewisse Traurigkeit, weil sie erahnen, dass mit dem Ende der Fastenzeit auch dieses unbeschreibliche Gefühl von Leichtigkeit verschwinden wird.

Das Fastenbrechen läutet das Ende des Cleansings ein und ist eine sehr wesentliche Phase. Denn Sie können nicht einfach mit dem Fasten aufhören, in Ihre Alltagsroutine zurückkehren und wieder essen, als wäre nichts gewesen. Damit würden Sie Ihren Körper nach der langen Enthaltsamkeit völlig überfordern und ihn bzw. sich selbst in große Schwierigkeiten bringen. Deswegen müssen Sie Ihren Körper an den folgenden beiden »Aufbautagen« vorsichtig wieder ans Essen gewöhnen. Ihr Stoffwechsel muss sich jetzt wieder umstellen und in den Normalmodus wechseln.

An Ihrem ersten Aufbautag (Tag 7) beginnen Sie – wie gewohnt – mit Ihrer Wiegeroutine. Dann folgt noch kein Frühstück, sondern nur die gewohnte eine Tasse Tee oder Kaffee, allerdings dürfen Sie diesmal wieder beliebig viel Milch hineingeben. Bis Mittag bleiben Sie dann bei Mineralwasser und Tee. Denn Sie sollen den Cleansing-Prozess erst zur Mittagszeit stoppen, indem Sie Obst essen. Ideal ist ein Apfel, den Sie nun langsam kauen und mit all Ihren Sinnen genießen. Eines kann ich Ihnen dabei versprechen: Sie haben noch nie einen Apfel mit so viel Freude und Lust verspeist! Der erste Apfel nach dem Fasten ist ein echtes Himmelsgeschenk.

Die nächsten Stunden sind wieder »essensfrei«, bis zum Abendbrot dürfen Sie nur Wasser und Tee trinken. Ihr erstes Abendessen sollte sehr leicht sein und nur aus gedünstetem Gemüse bestehen, ideal eignet sich zum Beispiel eine Ratatouille (Rezept auf S. 190 f.). Natürlich können Sie sich nun auch wieder eine Gemüsesuppe nach einem der Rezepte in diesem Buch zubereiten. Und diesmal brauchen Sie die Brühe nicht mehr abzuseihen, sondern dürfen alle Gemüse mitessen, ihren Geschmack und die Konsistenz genießen.

Ich bereite mir für dieses Fastenbrechen immer eine japanische Ramen-Nudelsuppe vor. Sie besteht aus einer Miso-Suppe und einer Vielzahl von grünem Gemüse, Pilzen und Algen. An Ihrem zweiten Aufbautag (Tag 8) können Sie wieder frühstücken wie gewohnt. Verzichten Sie jedoch bis zum Mittagessen auf Snacks und etwaige andere Zwischenmahlzeiten und genießen Sie zum Lunch ein leichtes Gericht aus Gemüse und Fisch oder Geflügel (Rezepte dafür finden Sie ab S. 187).

Japanische Ramen-Nudelsuppe

Zutaten für 4 Portionen:

10 g Shiitake-Pilze, getrocknet

150 g japanische Ramen-Nudeln

50 g Frühlingszwiebeln

1 frische rote Chilischote

1 Knoblauchzehe

5 g Zitronengras

150 g Hähnchenbrustfilet

100 g Chinakohl

2 EL Sesamöl

1 l Geflügelbrühe

3 EL Sojasauce, hell

Salz und Pfeffer aus der Mühle
1 EL Koriandergrün, fein geschnitten

1 Die Pilze in eine Schüssel legen, mit lauwarmem Wasser bedecken und 15 Minuten quellen lassen, ausdrücken, die harten Stiele entfernen und in Stücke schneiden.

2 Ramen-Nudeln in kochendem Salzwasser bissfest garen. Abgießen, kalt abschrecken und abtropfen lassen.

3 Frühlingszwiebeln putzen und in Ringe schneiden. Chilischote längs halbieren, Stielansatz und Scheidewände entfernen und fein würfeln. Knoblauchzehe schälen und fein hacken. Zitronengras putzen und in feine Ringe schneiden. Hähnchenbrustfilet waschen, trocken tupfen, in Scheiben schneiden. Chinakohl putzen, waschen und in Streifen schneiden.

4 Sesamöl in einem Wok oder einer Pfanne erhitzen, Hähnchenscheiben auf beiden Seiten darin anbraten, salzen und herausnehmen. Shiitake-Pilze, Frühlingszwiebeln, Chili, Knoblauch und Zitronengras hinzufügen und auf mittlerer Hitze 2 Minuten braten. Chinakohl zugeben und kurz mitbraten. Alles herausnehmen, zur Seite stellen. Geflügelbrühe in den Wok gießen, erhitzen. Mit Sojasauce, Salz und Pfeffer abschmecken.

5 Ramen-Nudeln, Hähnchenfleisch und Gemüsemischung in die Suppe geben und darin heiß werden lassen. Suppe nochmals abschmecken. In Suppentellern oder -tassen anrichten, mit Koriandergrün bestreuen und servieren.

Nach dem Fasten

Jetzt haben Sie Ihre lange Fastenzeit erfolgreich hinter sich gebracht und sind in Ihren Alltagsmodus zurückgekehrt. Das wunderbare »Reset«-Gefühl nach dem Cleansing wird noch eine ganze Weile anhalten. Auch die Achtsamkeit für alles, was Sie essen, wirkt noch nach. Der tagelange Verzicht auf feste Nahrung hat Ihre Sinne geschärft, und Sie werden die wohlige Empfindung der Zufriedenheit und der Sättigung bei einer Mahlzeit jetzt wieder deutlich spüren. Sie werden jetzt auch *viel früher satt* sein als zuvor. Vielleicht hatten Sie vorher dieses Gefühl der körperlichen Sättigung schon gar nicht mehr gekannt. Jetzt wird es sich bei jeder Mahlzeit einstellen, und Sie sollten darauf achten und das Besteck aus der Hand legen, wenn es sich bemerkbar macht. Wenn Sie beispielsweise gewohnheitsmäßig mittags eine große Portion Spaghetti mit Tomatensauce und Parmesan verdrückt haben, werden Sie jetzt wahrscheinlich schon mit der Hälfte satt und zufrieden sein.

Als weitere Folge Ihres Cleansings werden Sie auch auf »Genussgifte«, wie beispielsweise Alkohol, viel sensibler reagieren. Waren Sie es früher vielleicht gewohnt, am Abend zwei (und mehr) Gläser Wein zu trinken, könnte Ihnen jetzt ein Glas völlig ausreichen. Bleiben Sie einfach bei dieser reduzierten Dosis. Ihr Körper wird es Ihnen danken und Ihr Gewicht nicht wieder in die Höhe schnellen.

Wie oft im Jahr Sie ein Cleansing sinnvollerweise durchführen sollten, hängt von Ihren persönlichen Lebensumständen, Ihren Bedürfnissen und Ihrem Gesundheitszustand ab. Grundsätzlich schlage ich Ihnen vor, eine solche Selbstreinigung höchstens zweimal pro Jahr zu unternehmen, beispielsweise im Frühling als Frühjahrsputz und im Herbst als Vorbereitung auf die kalte Jahreszeit oder als Auszeit nach den Weihnachtsfeiertagen. Wenn Sie erst einmal Ihre eigenen Erfahrungen mit dem Langzeit-Fasten gemacht haben, werden Sie vermutlich selbst spüren, wann die Zeit für ein neues Cleansing reif ist.

Zum Schluss noch eine wichtige Frage: Werden Sie in der Lage sein, Ihr neues Gewicht auch über längere Zeit hinweg zu halten? Antwort: Problemlos, wenn Sie die »6:1-Diät« mit einem Fastentag pro Woche weiterhin praktizieren. Sie wird Ihnen dabei helfen, die »abgeschmolzenen« Pfunde auf Dauer von Ihrem Körper fernzuhalten. Außerdem böte es sich ja auch an, einfach mal darüber nachzudenken, ob Sie Ihre Ernährung an den restlichen sechs Tagen in der Woche ein wenig verändern wollen. Anregungen und Rezepte dazu haben wir Ihnen ja in Kapitel 5 bereits geliefert.

ZUSAMMENFASSUNG

Das Cleansing: Ihre Fastenwoche auf einen Blick
Vorbereitung für das Cleansing
- Sprechen Sie mit Ihrem Arzt: Ist diese Art des Fastens für Sie geeignet? Gibt es irgendwelche Gesundheitsprobleme, die einem Cleansing im Weg stünden?
- Überprüfen Sie Ihren Terminkalender, um eine geeignete Zeitspanne zu finden.
- Entscheiden Sie sich für eine Informationspolitik gegenüber Ihrer Familie, Freunden und Kollegen.
- Analysieren Sie potenzielle Versuchungen und proben Sie Selbstanweisungen für den »Ernstfall«.

Die Fastenwoche
Tag 1 (Entlastungstag):
- Frühstück wie gewohnt
- Mittag- und Abendessen: nur leicht verdauliche Kost
- kein Alkohol mehr

Tag 2 (Cleansing-Tag):
Abführung mit einer Salzlösung oder einem Abführmittel, am besten gleich nach dem Aufstehen
- Frühstück: Tee/Kaffee (ungesüßt oder mit Stevia gesüßt) und Mineralwasser
- Vormittags: Mineralwasser und Tee
- Mittagessen: Gemüsebrühe, alternativ 200 ml Gemüse- oder Obstsaft oder ein grüner Smoothie

- Nachmittags: Mineralwasser und (Kräuter-)Tee
- Abendessen: Gemüsebrühe
- Abends: Wasser und (Kräuter-)Tee

Tag 2 bis Tag 6 (Fastentage):
- Frühstück: Tee/Kaffee (ungesüßt oder mit Stevia gesüßt) und Mineralwasser
- Vormittags: Mineralwasser und Tee
- Mittagessen: Gemüsebrühe, alternativ 200 ml Gemüse- oder Obstsaft oder ein grüner Smoothie
- Nachmittags: Mineralwasser und (Kräuter-)Tee
- Abendessen: Gemüsebrühe
- Abends: Wasser und (Kräuter-)Tee

Tag 7 (1. Aufbautag):
- Frühstück: Tee/Kaffee und Mineralwasser
- Vormittags: Mineralwasser und Tee
- Mittags: 1 Apfel
- Nachmittags: Mineralwasser und Tee
- Abendessen: nur leicht verdauliche Kost

Tag 8 (2. Aufbautag):
- Frühstück wie vor dem Fasten gewohnt
- Mittagessen: nur leicht verdauliche Kost
- Abendessen: ebenfalls nur leicht verdauliche Kost

Beim Fasten:
- Mineralwasser und Tee in unbegrenzten Mengen und nach Belieben
- Keine feste Nahrung, kein Alkohol

KAPITEL 7

Bewegung –

mehr Kraft und Ausdauer
im Alltag

Unser moderner Alltag lässt sich bequem und ohne große Anstrengung bewältigen. Wozu Treppen steigen, wenn es eine Rolltreppe oder einen Aufzug gibt? Warum zu Fuß gehen oder das Fahrrad nehmen, wenn das Auto vor der Tür steht? Aber Muskeln, die nicht zum Einsatz kommen, verkümmern, getreu dem Motto »Use it or lose it«. Und unser Körper lechzt nach Bewegung. Entscheidend für Ihren Start in ein »bewegtes Leben« ist es, dass Sie mehr körperliche Aktivitäten in Ihren Alltag integrieren und eine Sportart finden, die Ihnen Spaß macht und Sie nicht überfordert, sodass Sie mit Freude »am Ball bleiben«.

Im letzten Kapitel wollen wir nun untersuchen, wie uns Bewegung dabei helfen kann, ein langes, gesundes und glückliches Leben zu führen. Sport zieht nicht zwangsläufig einen Gewichtsverlust nach sich, außer Sie trainieren wie ein Leistungssportler, und das mehrere Stunden täglich. Wenn physische Aktivitäten in normalem Umfang aber nicht gegen Übergewicht helfen, warum sollten Sie sich dann überhaupt dazu aufraffen? Ganz einfach: Weil körperliche Anstrengung zu einem gesunden Leben gehört. »Kein Sport« ist keine Option, denn eine bewegungsarme Lebensweise ist aus wissenschaftlicher Sicht etwa so gesund wie das Rauchen. In diesem Kapitel werden wir Ihnen zwar einige Sportarten vorstellen, doch ich möchte Ihnen gleich vorneweg versichern, dass es nicht entscheidend ist, wofür Sie sich entscheiden. Entscheidend ist, dass Sie überhaupt etwas für Ihren Körper tun. Und das regelmäßig.

Denn wie neue Studien zeigen, wirkt sich bereits eine verhältnismäßig bescheidene Aktivität wie ein zehnminütiger »Fußmarsch« vorteilhaft auf unser Herz-Kreislauf-System aus. Bei Menschen, die sich sehr wenig bewegen und die man deshalb scherzhaft als »Couch-Potatoes« bezeichnet, ist die sogenannte Herzfrequenzvariabilität (HFV) sehr niedrig. Darunter versteht man die Fähigkeit eines Organismus, die Frequenz seines Herzrhythmus (die Anzahl der Herzschläge während eines kürzeren oder längeren Zeitraums) zu verändern. Die HFV gehört zu den Messgrößen, die Auskunft über den Gesundheitszustand des Herzens geben, und ist inzwischen ein eigenes Forschungsthema in der Kardiologie, es liegen auch bereits etliche sehr gute Studien aus diesem Bereich vor. So ist mittlerweile wissenschaftlich belegt, dass wir unsere Pulsfrequenz mindestens einmal am Tag richtig in die Höhe treiben sollen, um unser Herz-Kreislauf-System zu trainieren. Dazu können wir uns durch Sport körperlich richtig verausgaben oder es ein bisschen lockerer angehen lassen und für unsere Alltagsfitness zum Beispiel die Treppe in den fünften Stock hinaufsteigen, statt den Aufzug zu nehmen. Es ist nicht so wesentlich, dass wir unseren Puls lange auf hohem Niveau halten, sondern dass wir unsere Herzfrequenz regelmäßig immer wieder einmal erhöhen.

Wer hingegen ein bewegungsarmes Leben führt, also viel sitzt, sei es am Schreibtisch, im Auto und/oder vor dem Fernseher, pflegt damit einen Lebensstil, der sein Herz-Kreislauf-System weder fordert noch trainiert. Hier bleibt die Herzfrequenz fast immer auf demselben niedrigen Niveau. Wie Studien ergeben haben, birgt ein derartig bewegungsarmer Lebensstil ein genauso hohes Risiko für Herzerkrankungen wie das Rauchen oder Übergewicht. Kommen nun zwei oder gar alle drei Faktoren zusammen, schnellt das Risiko für Herzinfarkt, Schlaganfall & Co. exorbitant in die Höhe.

Unser Körper ist ein Auslaufmodell

Wer mehr für seine Fitness tun möchte, steht vor den Fragen: Was mache ich, wann, wo und wie oft? Und was kostet der Spaß? Aber eigentlich ist es kinderleicht. Das Zauberwort heißt »Alltagsfitness«. Sie nehmen die Treppe statt des Aufzugs, Fahrrad und Füße statt des Autos. Unser Alltag bietet uns Raum für jede Menge Bewegung, wir müssen ihn nur clever nutzen.

Obwohl sich die Lebensbedingungen der Menschen vor allem in den letzten Jahrhunderten dramatisch verändert haben, funktioniert unser Körper noch immer wie damals, als unsere Vorfahren genug Kraft und Ausdauer besaßen, um einem Säbelzahntiger davonzulaufen. Auch heute, Millionen Jahre später, verfügt unser Körper theoretisch noch immer über die Power der einstigen Jäger und Sammler, aber wir modernen Menschen mit unserer modernen Lebensweise lassen sie ungenutzt, weil wir ernsthaft glauben, wir bräuchten sie nicht länger zum Überleben. Ein Trugschluss mit bekanntlich verheerenden Folgen!

So liefert auch eine aktuelle schwedische Studie, woran rund 1000 gesunde 50-jährige Männer teilnahmen, überzeugende Beweise dafür, dass ein Mensch mit einer bewegungsarmen, sitzenden Lebensweise ein – im Vergleich mit jemandem, der ein sportliches Leben führt – um 42 Prozent höheres Risiko für einen frühen Tod trägt. Alle möglichen Studien haben immer wieder gezeigt, dass eine sitzende Lebensweise das Risiko für kardiovaskuläre Erkrankungen, für Bluthochdruck und für die Bildung von Gallensteinen erhöht. Das Risiko für einzelne Krebsarten scheint dadurch ebenfalls zu steigen. Ein Leben als »Schreibtisch- oder Stubenhocker« ist demnach extrem gefährlich.

Wie wäre es also mit ein bisschen mehr Bewegung – an ein paar Tagen im Jahr? Das wäre leider auch nicht gut. Denn eine andere Studie hat ergeben, dass die Unterbrechung einer Trainingsroutine, und sei es nur für zehn Tage, ebenfalls gesundheitsschädlich ist. Entscheidend bei der Bewegung ist die Kontinuität. Fitness kann also kein kurzfristiges Ziel sein, vielmehr bedeutet es eine lebenslange Praxis, und die Vorteile eines solchen aktiven Lebens sind nicht nur überzeugend, sondern schlicht überwältigend.

Eingangs hatte ich geschrieben, Sport müsse nicht unbedingt zur Gewichtsabnahme führen, auf indirektem Weg bewirkt er das allerdings durchaus. Denn in Kombination mit körperlicher Aktivität könnte sich Ihr Gewichtsverlust durch die »6:1-Diät« noch beträchtlich vergrößern.

In einer belgischen Studie wollten die verantwortlichen Forscher herausfinden, welche Rolle Sport beim Abnehmen spielen kann. Dazu wurde eine Anzahl gesunder junger Männer gebeten, sechs Wochen lang etwa 30 Prozent mehr Kalorien und 50 Prozent mehr

Fett als gewohnt zu sich zu nehmen. Die Hälfte der Probanden sollte im Untersuchungszeitraum ein bewegungsarmes Leben führen, die Kontrollgruppe hingegen viel Sport treiben. Die Sportgruppe wurde noch einmal aufgegliedert: Ein Teil der Teilnehmer sollte das tägliche Training bereits vor dem Frühstück absolvieren, der andere Teil erst hinterher.

Die Ergebnisse waren ziemlich eindrucksvoll: Während die »Faultiere« jeweils etwa sechs Pfund zugenommen und eine ungesunde Insulinresistenz entwickelt hatten, hatten die Mitglieder der Gruppe, die sich nach dem Frühstück sportlich betätigt hatte, nur drei Pfund zugelegt. Am meisten überraschte jedoch, dass diejenigen Probanden, die bereits direkt nach dem Aufstehen, also schon vor dem Frühstück, Sport getrieben hatten, kein bisschen zugenommen und auch keine ungesunden Insulinwerte ausgebildet hatten. Ihnen hatte die ungesunde Ernährung folglich überhaupt nichts anhaben können. Sie hatten nicht nur nicht zugenommen, sie hatten im Lauf des Tages auch mehr Fett verbrannt als die anderen Männer, obwohl sie dieselbe hohe Fett- und Kalorienmenge zu sich genommen hatten. Nicht an Gewicht zuzulegen, ist offensichtlich nicht dasselbe wie Gewicht zu verlieren, doch die Studie zeigt, dass das Abnehmen in Verbindung mit Sport bzw. körperlicher Aktivität erheblich besser funktioniert.

Probieren Sie es aus, aber quälen Sie sich nicht, die Freude an der körperlichen Aktivität, an der Bewegung, sollte immer im Vordergrund stehen! Morgensport auf nüchternen Magen ist nicht jedermanns Sache und auch nicht zwingend notwendig. Ihr Körper wird Ihnen jede Form der Anstrengung danken, egal, zu welcher Tageszeit Sie aktiv werden. Entscheidend ist jedoch, dass Sie sowohl Ihre Ausdauer als auch Ihre Kraft trainieren.

Das Ausdauertraining dient vor allem dem Herz-Kreislauf-System, macht es effizienter und langlebiger. Wer seinen Körper mit Ausdauersportarten wie Laufen, Schwimmen, Radfahren, Inlineskaten, Rudern, Langlaufen & Co. regelmäßig einer gleichmäßigen Belastung aussetzt, kommt in den Genuss vieler gesundheitlicher Vorteile. Doch dafür sollten Hobbysportler moderat im aeroben Bereich trainieren: Hier halten sich Sauerstoffaufnahme und Sauerstoffverbrauch die Balance. Beträgt die Belastungsintensität jedoch höchstens 70 Prozent der maximalen Herzfrequenz, steht den Muskelzellen genügend Sauerstoff zur Verfügung, um Kohlenhydrate und Fettsäuren in den Mitochondrien zu verbrennen. Das senkt Blutzuckerwert und Gewicht nachhaltig. Nach den Empfehlungen der meisten Experten reichen dann pro Woche 90 bis 150 Minuten Bewegung, um fit zu werden und es auch zu bleiben.

Ausdauersport hat noch eine weitere wünschenswerte Wirkung: Er erhöht die Stressresilienz. Stress gehört (meist) zu unserem Leben, und auch dafür sind wir bestens gerüstet. Unsere Steinzeit-Vorfahren waren optimal auf brenzlige Situationen vorbereitet, denn dabei sprang ihr »Kampf, Flucht oder Erstarren«-Modus an und versorgte sie mit einer Zusatzladung Energie, woraufhin sie sich in den Kampf stürzten oder die Flucht ergriffen. Im Anschluss entluden sie eventuell nicht verbrauchte Energie wieder aus ihrem Körper. Solche Reaktionen zur »Stressabfuhr« können wir heute noch bei Tieren beobachten, die nach überstandener Gefahr beispielsweise stark zu zittern beginnen. Doch uns heutigen Menschen fehlt in der Regel dieser zweite wichtige Teil des Körperprogramms. Folge: Die gesamte Stressenergie bleibt in unserem Körper stecken. Akuter Stress aktiviert immer sämtliche Energiereserven des Körpers, gleich, ob wir selbst angreifen oder vor einem Angreifer davonlaufen wollen oder ob wir auf der vollen Autobahn von einem anderen Wagen durch nahes Auffahren oder mit der Lichthupe bedrängt werden. Doch wohin mit dieser zusätzlichen Energie, wenn wir sie in der Gefahrensituation nicht losgeworden sind?

Wenn wir die überschüssige Energie nicht verarbeiten, wird der Körper immer wieder und im schlimmsten Fall sogar ständig von Stresshormonen durchflutet – mit ernsthaften Folgen für unsere Gesundheit: Kopfschmerzen, Magen- und Verdauungsprobleme,

Depressionen, Schlafstörungen, Verspannungen und Rücken-schmerzen gehören zu den häufigsten Stresssymptomen. Hinzu kommt der Heißhunger auf Kohlenhydrate, weil der Körper seine Energiespeicher schnell wieder auffüllen will. Deswegen macht Dauerstress oft auch dick. Um all diese negativen Konsequenzen zu vermeiden, müssen wir ein Ventil finden für die Energie, die sich in Stresssituationen aufbaut: körperliche Aktivität. Und Ausdauer-sport ist ein perfekter Ausgleich für Stress. Denn die moderate Dau-erbelastung setzt den Körper unter »positiven Stress«. So lernt er, mit Stressbelastungen besser umzugehen. Und das zahlt sich im Alltag aus. Außerdem hilft Ausdauersport wiederum, Stresshormo-ne abzubauen. So wirkt der Sport doppelt positiv.

Die Macht der Kraft

Auch unsere Muskeln wollen »rangenommen« werden. Krafttrai-ning fördert das Muskelwachstum und erhöht den Grundumsatz, das heißt unseren Kalorienbedarf. Die Muskulatur verbraucht am meisten Energie. Unsere Muskelmasse ist jedoch nur der »Hub-raum«. Die »PS«, also die Anzahl der Brennöfen in der Muskulatur, können wir nur durch ein Ausdauertraining erhöhen. Je mehr sol-che Brennöfen wir haben, umso höher ist unser Energieverbrauch. Und je mehr Muskeln wir besitzen, umso höher liegt unser Grund-umsatz. Unsere Muskeln sind unsere Verbrennungsöfen. Die wich-tigsten Bestandteile unserer Muskelzellen sind die sogenannten Mitochondrien, nur hier, in diesen körpereigenen Energiezentren, können wir Fett verbrennen. Dabei arbeitet jede Muskelzelle wie ein kleines Kraftwerk, das ständig Energie verbraucht, sogar in Ruhe und während der Nacht. Denn unsere Muskeln verbrennen auch im Ruhezustand Energie und Zucker, um ihre Durchblutung, ihre Ver-sorgung und ihren Wärmebedarf sicherzustellen. Vergessen Sie daher nicht: Jeder Verlust an Muskulatur geht mit einer Verschlechterung der Fettverbrennung einher. (Interessant in diesem Zusammenhang ist auch der berühmte »Nachbrenneffekt«. Er besagt, dass nach einem intensiven Ausdauertraining hinterher noch bis zu 15 Prozent Energie [Kalorien] zusätzlich verbrannt werden.)

Außerdem stimuliert das Muskeltraining unser Gehirn, verbessert die Knochendichte (wichtiger Schutz vor Osteoporose), stabilisiert den Rumpf und mobilisiert auch die anderen Organe. Aber erst die Kombination von Ausdauer- und Krafttraining macht uns so richtig fit. Denn dadurch bekommen unsere Zellen das, was sie brauchen, um so arbeiten zu können, wie es von unserer Evolution her vorgesehen ist.

Welche Sportart passt zu Ihnen?

Ganz gleich, für welche Sportart Sie sich entscheiden, Ihr Stoffwechsel wird darauf reagieren und mehr Kalorien verbrennen als speichern. Eine bewegungsarme Lebensweise bewirkt das glatte Gegenteil: Hierbei werden Fettreserven angelegt, Depots errichtet statt verbrannt. Dieser Speichermechanismus ergab für unsere steinzeitlichen Vorfahren durchaus Sinn. Denn da sie nie wussten, wann sie ihre nächste Mahlzeit bekommen würden, war ihr Körper darauf programmiert, in Zeiten des Überangebots Reserven anzulegen, um sich für »magere Zeiten« (Hungersnöte, Dürreperioden, Krankheiten, Unfälle etc.) zu rüsten. Damit wir dieses Stoffwechselmuster aushebeln und verändern können, braucht unser Körper ein starkes Signal: körperliche Anstrengung! Durch regelmäßiges Training können wir unseren Körper dazu bringen, als (schnelle) Reaktion auf die körperliche Anstrengung Fett zu verbrennen.

Sportliche Aktivitäten gibt es jede Menge, doch ich möchte hier nur einige vorstellen – solche, die Sie besonders leicht in Ihren Alltag integrieren können. Je einfacher sich die gewählte Sportart ausüben lässt, umso größer ist die Chance, dass Sie »am Ball bleiben«.

Schauen Sie bei Ihrer Suche nach einer geeigneten Sportart aber nicht nur danach, was Ihnen Spaß macht, sondern achten Sie auch darauf, was Ihnen Ihre Belastbarkeit erlaubt und welche Möglichkeiten Ihnen Ihr Tagesablauf bzw. der Berufsalltag offenlässt. Und bevor Sie überhaupt loslegen, sollten Sie Ihre Pläne mit Ihrem Arzt besprechen – dasselbe gilt, falls sich später beim Sport irgendwelche Probleme wie Kurzatmigkeit oder Schmerzen einstellen, dann ist ein Arztbesuch unbedingt erforderlich.

Laufen

Nicht nur die im Fachmagazin *Archives of Internal Medicine* im September 2012 veröffentlichte Studie bestätigt die Behauptung, dass Diabetiker »dem Zucker davonlaufen« können. Körperliche Aktivität bewirkt *messbare positive Veränderungen* beim Blutzuckerspiegel, bei einer bestehenden Insulinresistenz und bei den Insulinrezeptoren an den Zellen. Einmal abgesehen von all den anderen Gesundheitsnutzen, die Ihnen das Laufen bringt.

Der größte Vorzug des Laufens: Es ist die natürlichste Art der Fortbewegung, jeder beherrscht sie, Sie können diese Sportart fast überall ausüben und auch bis ins höhere oder sogar hohe Alter. Das Laufen lässt sich außerdem sehr flexibel in den Alltag einbauen. Natürlich ist es ideal, wenn Sie eine Laufroute in einer schönen Landschaft mit wirklich frischer Luft haben. Aber selbst in einer Großstadt gibt es Parks, wo Sie in einer Naturlandschaft laufen können. Das Einzige, was Sie wirklich zum Laufen benötigen, sind richtig gute Laufschuhe. Und daran sollten Sie auch nicht sparen. Aber dann kann es auch schon losgehen. Als Pensum genügen bereits 20 Minuten pro Tag, dreimal in der Woche.

Doch für Anfänger gilt hier dasselbe wie für den Einstieg in jede andere Sportart: Sie müssen sich zuerst die richtigen Voraussetzungen schaffen. Wer nie oder kaum Sport getrieben hat, beginnt am besten mit strammem Gehen oder Walken. Bei einer Geschwindigkeit von 4 bis 6 Stundenkilometern sollte Ihre Pulsfrequenz zwar deutlich ansteigen, die Unterhaltung mit einer »Mitläuferin« jedoch immer noch möglich sein. Wenn Sie stark übergewichtig sind, empfehle ich Ihnen für den Einstieg einen Fahrrad-Ergometer (»Hometrainer«). So können Sie Ihre Beingelenke allmählich an die Belastung gewöhnen, bevor Sie tatsächlich in die Laufschuhe schlüpfen. Wenn Sie dann schon etwas Übung haben, sollten Sie ein Intervalltraining in Ihre Laufrunde integrieren, das heißt mit unterschiedlichen Geschwindigkeiten laufen, ein paar kurze Sprints sind dazu vollauf ausreichend. Ziel ist des Intervalltrainings ist es, Ihre Herzfrequenz zu erhöhen, da eine gute Herzfrequenzvariabilität Sie vor koronaren Herzerkrankungen schützen kann (siehe S. 206).

Walking

Sollte das Laufen aus gesundheitlichen oder Altersgründen für Sie zunächst oder gar nicht infrage kommen, könnte Ihnen das Walken eine gute Alternative oder einen Einstieg bieten. Walking ist definitiv gelenkschonender als das Laufen und hat auch ähnliche Vorteile, zudem können Sie es in fast jedem Alter praktizieren. Um wirklich in den Genuss des ganzen Gesundheitsnutzens zu kommen, brauchen Sie auch dafür geeignetes, hochwertiges Schuhwerk! Wie einige Studien gezeigt haben, bringt schon eine tägliche Walking-Runde von nur 10 Minuten gesundheitliche Vorteile mit sich. Sollten es Ihre Zeit und Ihr körperlicher Zustand erlauben, rate ich Ihnen, Ihre tägliche Walking-Aktivität auf 60 Minuten auszudehnen.

Beim Walken sind Geschwindigkeit und Dynamik entscheidend, und das hat nichts mehr mit einem gemütlichen Spaziergang zu tun. Walking ist sehr schnelles Gehen, eine Art »energisches Voranschreiten«. Probieren Sie einfach mal aus, welches Tempo für Sie geeignet ist. Ideal wäre eine Walking-Route mit ein paar Steigungen, damit Sie Ihre Herzfrequenz zwischendurch kurzfristig erhöhen können (siehe S. 206 f.).

Radfahren

Der Weg ist das Ziel: ob zum Arbeitsplatz oder zum Einkaufen, warum nicht bei schönem Wetter statt des Autos grundsätzlich das Rad nehmen? Damit kann man nicht nur ganz wunderbar jedem Stau ausweichen, Radfahren ist auch ein idealer Ausdauersport. Durch das Sitzen auf dem Sattel werden die Gelenke geschont, beim Treten in die Pedale Fettpolster verbrannt, Beine und Po gestrafft. Die Bewegung an der frischen Luft regt außerdem die Abwehrkräfte an. Sollten Sie unsicher sein, ob es das Radeln zu Ihrem neuen Lieblingssport bringen könnte, fangen Sie doch einfach mit einem gebrauchten »Drahtesel« an und probieren Sie das Ganze in Ruhe aus, ohne gleich einen Haufen Geld zu investieren. Für Gelegenheitsradler ohne größere sportive Ambitionen eignen sich Holland- oder City-Räder. Diese Modelle sind voll gefedert, die aufrechte Sitzhaltung entlastet Ihren Rücken und verschafft Ihnen einen guten Überblick. Rennräder und Mountainbikes sind mehr etwas für sportliche Fahrer. Und wenn Sie sich mit dem Radfahren im Alltag fit halten wollen, sollten Sie gleich aufs geländegängige Trekkingrad umsatteln. Mit den sogenannten E-Bikes gelingt das Radfahren ohne große Anstrengung, da ein kleiner Elektromotor für die Trittverstärkung sorgt. So meistern Sie Steigungen und Gegenwind, ohne viel Schweiß zu vergießen.

Schwimmen und Wassergymnastik

Für Wasserratten ist das Schwimmen eine gute Alternative zum Laufen, Walken oder Radfahren, und man kann es ebenfalls in jedem

Alter praktizieren. Die durch den Auftrieb erzeugte Schwerelosigkeit des Körpers im Wasser entlastet Gelenke, Bänder, Sehnen und Wirbelsäule, und das Verletzungsrisiko ist im Vergleich zu anderen Ausdauersportarten sehr gering. Da Wasser viel dichter ist als Luft, genießen Sie durch seinen höheren Widerstand ein schonendes Ganzkörpertraining.

Von den vier Schwimmstilen Brust, Rücken, Kraulen und Delfin sind Brust- und Rückenschwimmen für den Hobbysportler am besten geeignet. Die gleichmäßigen Bewegungen im Wasser bringen nicht nur Herz und Kreislauf in Schwung; beim Eintauchen ins Wasser stellt sich schnell eine entspannende Wirkung ein, weil sich in dem anderen Element unsere Wahrnehmung verändert.

Auch einfache »Wassergymnastik« und Kurse in Aqua-Aerobic über Aqua-Jogging bis Aqua-Power sind sehr zu empfehlen, sie werden das ganze Jahr über in zahlreichen Schwimmbädern angeboten. Vielleicht können Sie ja auch ein paar Freunde dafür begeistern?

Training mit Gewichten

Rund 400 Muskeln halten unser Skelett in Form. Die gesamte Muskulatur macht etwa 40 Prozent unseres Körpergewichts aus. Trainierte, beanspruchte Muskeln funktionieren bis ins hohe Alter und bauen sich auch langsamer ab als schlaffe. Muskeln verbrennen Fett, sogar in Ruhe. Sie tragen uns durchs Leben und schenken uns im Idealfall eine attraktive Figur. Es zahlt sich aus, wenn man seine Muskeln regelmäßig trainiert – vor allem im Alter zur Sturzprophylaxe. Doch wie macht man das am besten? Grundsätzlich reicht schon das eigene Körpergewicht fürs Muskeltraining aus – der gute alte Liegestütz ist immer noch eine hervorragende Übung zur Kräftigung des gesamten Oberkörpers.

Wer seine Muskeln gleichmäßig aufbauen will, kann öfter mal zur Freihantel greifen, statt Kraftgeräte zu benutzen. So ein Hanteltraining aktiviert die Muskelfasern stärker und besser. Kurze und lange Hantelstangen aus Eisen schulen außerdem Koordination und Motorik, weil die Eisenstange über den gesamten Bewegungsspielraum ausbalanciert werden muss. Mit Hanteln mit leichteren Gewichten erreichen Sie mehr als an Geräten. Übungen mit Langhanteln werden Ihnen leichter fallen, weil Sie dabei beide Arme und Hände gemeinsam einsetzen. Möglicher Nachteil: Eine stärkere Körperseite bleibt auch stärker. Da das Training mit Kurzhanteln hingegen immer nur eine Körperseite anspricht, können Sie damit im Verhältnis schwächere Partien ausgleichen.

Ein Warnhinweis für Sie: Wenn Sie Einsteiger sind, lassen Sie sich die Übungen unbedingt zuerst einmal von einem Lehrer zeigen, insbesondere dann, wenn Sie mit Ihrem Körpergewicht oder mit Hanteln trainieren wollen. Denn bei unsachgemäßer Handhabung der Hanteln oder mangelhafter Ausführung der Übungen können Sie sich Verletzungen zuziehen und/oder Überbelastungen von Körperstrukturen verursachen. Es gibt viele Fitnesszentren, die auf Muskeltraining spezialisiert sind.

Zum Pensum: Es genügt völlig, wenn Sie Ihre Hauptmuskelgruppen Bauch, Rücken, Beine, Arme und Schultern zwei- bis dreimal wöchentlich 10 bis 15 Minuten lang bearbeiten. Damit beeinflussen Sie Ihren Stoffwechsel optimal. Und nach dem Training müssen Sie Ihren Muskeln eine Erholungspause von 48 bis maximal 72 Stunden gönnen.

Männer und Frauen profitieren gleichermaßen vom Krafttraining, unabhängig von ihrem Lebensalter. Ein weiterer Vorteil: Die positiven Veränderungen machen sich sehr schnell bemerkbar, denn schon nach zwei Tagen verbessert sich die Energiebereitstellung im Muskel. Nach etwa zwei Wochen sind die Muskeln leistungsfähiger, und die Kräftigung ist bereits nach vier Wochen ganz deutlich spürbar.

Und schon wenn Sie Ihr regelmäßiges Krafttraining acht Wochen durchgehalten haben, können Sie sich an messbar gewachsenen und sichtbar strafferen Muskeln erfreuen. Das gilt übrigens auch für ältere Herrschaften, denn Muskeln kann man bis ins hohe Alter aufbauen. Und sie spielen eine unschätzbare Rolle für den Erhalt unserer Autonomie: Nur mit trainierten Muskeln bleiben wir mobil und selbstständig. Sie verleihen uns Kraft, stabilisieren Wirbelsäule und Gelenke, schützen vor bzw. bei Stürzen sowie Verletzungen und sorgen zudem für starke Knochen.

Doch erschrecken Sie nicht, wenn Ihnen die Waage nach ein paar Wochen Krafttraining mehr Gewicht anzeigt: Muskeln sind schwerer als Fett!

Golf

Was einmal im schottischen St. Andrews als exklusive, elitäre Veranstaltung begann, entwickelt sich immer stärker zum Breitensport. Spätestens seit Tiger Woods haben auch die Jungen den angeblichen »Altherrensport« für sich entdeckt. Der Reiz des Golfens besteht in dem schier idealen Mix aus Technik, Taktik, Training und Landschaft in frischer Luft. Die Kosten für Mitgliedschaften, Greenfees, Kurse und Ausrüstung sinken allmählich, während die Zahl der Golfanlagen wächst.

Wer Golf sportlich betreibt und das Gelände zu Fuß durchmisst, profitiert von vielen positiven Wirkungen: Eine 18-Loch-Runde dauert in der Regel vier Stunden, und dabei unternimmt man einen rund 7 Kilometer langen Spaziergang – eine ideale Gelegenheit, um Stress abzubauen. Allerdings unter der Voraussetzung, dass sich der eigene Ehrgeiz in gesunden Grenzen hält. Jeder Schwung, egal, ob zur Probe oder für den Abschlag, ist – korrekt ausgeführt – eine gymnastische Übung, bei der zwei Drittel aller Muskeln angespannt werden. Während einer Runde bringen es die Golfer schnell auf über 300 Schwungbewegungen, Probeschwünge inklusive. Dabei verbrennen sie etwa 1200 Kalorien. Ebenfalls nicht zu unterschätzen ist die positive Wirkung aufs Gehirn: Die präzise Ausführung eines korrekten Schwungs erfordert absolute Konzentration, und das wiederum trainiert die grauen Zellen.

Yoga

Zu guter Letzt möchte ich Ihnen auch noch das Yoga ans Herz legen, weil es Sie bei der »6:1-Diät« hervorragend unterstützen kann. Mein Freund Evan Hart Marsh, Yogatherapeut in Kalifornien, sagt über Yoga: »Eine der hervorragendsten Qualitäten des Yoga ist der Schwerpunkt auf Gleichgewicht und Ausgleich. Die regelmäßige Yogapraxis führt dazu, die natürliche Homöostase des Körpers wiederherzustellen.« Wenn Sie Interesse haben, schauen Sie doch mal auf seine Internetseite: www.evanhartmarsh.com.

Doch Yoga kann noch viel mehr: Es fördert Dehnbarkeit und Beweglichkeit des Körpers, verbessert Gleichgewicht und Koordination, stärkt Muskeln und Bindegewebe, löst Verspannungen und baut Stress ab. Yoga weckt auch die Selbstheilungskräfte, verbessert die Durchblutung, kurbelt die Hormonproduktion an, stärkt Herz und Kreislauf und reguliert die Verdauung. Regelmäßiges Training befreit uns von Rückenproblemen, Haltungsschäden, verkümmerten Muskeln und steifen Gelenken. Viele »Alltagszipperlein« verschwinden. Muskeln können nicht nur in absoluter Ruhe im Liegen, sondern auch in anstrengenden Haltungen loslassen.

Zudem stoppt Yoga das unablässige Herumschwirren der Gedanken in unserem Kopf, das »Kopfkino«. Und es verschiebt mentale Grenzen: Es hilft uns, selbst auferlegte Beschränkungen zu lösen und die eigenen Stärken zu mobilisieren. Das kommt uns gerade auch beim Fasten zugute! Mit den Yogahaltungen (Asanas) können wir unseren Körper zur Ruhe bringen und unseren Geist stärken. Yoga unterstützt uns dabei, unser inneres und äußeres Gleichgewicht wiederzuerlangen und es zu bewahren.

Wenn Sie Interesse am Yoga haben, sollten Sie sich nach einem geeigneten Lehrer oder einer Yogaschule umsehen. Praktischerweise bieten die meisten Yogazentren eine kostenlose Probestunde an, die sollten Sie nutzen, um den passenden Yogastil und -lehrer zu finden.

5 Tipps für den Start einer erfolgreichen neuen »Sportler-karriere«:

1 Schätzen Sie Ihre Belastbarkeit realistisch ein. Welchen Sport haben Sie bereits zu Hause gemacht, und wie steht es insgesamt um Ihre Fitness? Insbesondere Anfänger und Sportmuffel übertreiben es gerne mal tüchtig …

2 Gewöhnen Sie Ihren Körper in den ersten Tagen *langsam* an ein erhöhtes Aktivitätslevel – mit sanften Aktivitäten wie Wandern, Radfahren oder Schwimmen. Zu viel Sport für den Anfang verursacht Ihnen nur Muskelkater, erhöht Ihre Verletzungsgefahr und raubt Ihnen den Spaß.

3 Versuchen Sie nicht, jetzt *auf einen Schlag* nachzuholen, was Sie monate- oder jahrelang versäumt haben!

4 Nutzen Sie alle Sportangebote in Ihrer Umgebung, um auch Neues auszuprobieren. So finden Sie am ehesten eine Sportart, die Ihnen auf Dauer Freude bereitet.

5 Machen Sie nur, was Ihrem Körper guttut. Aktivitäten wie Tennis in der prallen Hitze, lange Läufe mit Übergewicht oder Mountainbiken auf zu schweren Routen schaden Ihnen mehr, als sie nutzen.

Und nun legen Sie los!

Bevor Sie richtig in Ihr »Sportlerleben« einsteigen, sollten Sie unbedingt verschiedene Sportarten testen, denn Sie müssen mit Freude an Ihr Training herangehen! Die einen laufen, walken oder radeln bevorzugt »im Alleingang«, andere lieben Gymnastik, Pilates, Jazzdance, Aqua-Jogging, Zumba oder Yoga in der Gruppe. Die Gruppendynamik in einem Fitnessstudio reißt buchstäblich jeden mit. Mit einem Trainingspartner tut man sich ebenfalls leichter: Wenn einer »durchhängt«, richtet ihn der andere wieder auf. Und wer zum Gewohnheitstier wird und sich beim Sporteln an feste Termine hält, hat schon gewonnen. Denn es trainiert sich leichter nach Plan: an bestimmten Wochentagen und zu festen Zeiten. Es hilft auch, die Sporttasche gleich in der Früh mitzunehmen und direkt vom Arbeitsplatz zum Sport zu gehen. Denn wer erst nach Hause fährt und gar noch auf dem Sofa abhängt, rafft sich nur sehr schwer wieder auf. Und Sie wissen ja: Für ein Dasein als Couch-Potato ist unser Körper nicht geschaffen!

ZUSAMMENFASSUNG

⊙ Sport gehört unbedingt zu einem gesunden Lebensstil.
⊙ Sportliche Betätigung unterstützt (auch) die Fastenroutine.

Einstieg:
⊙ Suchen Sie sich eine Sportart, die Ihnen liegt und Spaß macht.
⊙ Regelmäßigkeit ist wichtiger als Intensität.
⊙ Verhindern Sie das Aufkommen von Langeweile durch die Kombination verschiedener Sportarten.
⊙ Wählen Sie eine Sportart, die Sie das ganze Jahr über und viele Jahre lang ausüben können.
⊙ Wenn Sie sich langweilen, schauen Sie sich nach einer für Sie kurzweiligeren Sportart um.

Durchhalten:
⊙ Finden Sie eine Sportart, die in Ihren Alltag passt.
⊙ Finden Sie einen Sport, der sich unkompliziert praktizieren lässt.
⊙ Finden Sie Mitstreiter, mit denen Sie gerne zusammen trainieren.

Weiterführende Literatur

Lützner, H.: *Wie neugeboren durch Fasten*, GU, München 2013
Mischel, W.: *Der Marshmallow-Effekt*, Pantheon, München 2016

Register

223

1. Auflage 2017

© 2017 by Südwest Verlag, einem Unternehmen der
Verlagsgruppe Random House GmbH, Neumarkter Straße 28, 81673 München

Hinweis: Das vorliegende Buch ist sorgfältig erarbeitet worden.
Dennoch erfolgen alle Angaben ohne Gewähr. Weder Autoren noch Verlag
können für eventuelle Nachteile oder Schäden, die aus den im Buch gegebenen
Hinweisen resultieren, eine Haftung übernehmen.

Sollte diese Publikation Links auf Webseiten Dritter enthalten, so übernehmen wir für
deren Inhalte keine Haftung, da wir uns diese nicht zu eigen machen, sondern lediglich
auf deren Stand zum Zeitpunkt der Erstveröffentlichung verweisen.

Redaktionsleitung: Dr. Harald Kämmerer
Projektleitung: Ann-Kathrin Kunz
Redaktion: Claudia Fritzsche
Layout: OH, JA!, München
Satz: Satzwerk Huber, Germering
Umschlaggestaltung: OH, JA!, München
Druck und Verarbeitung: CPI books GmbH, Leck

Printed in Germany

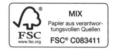

MIX
Papier aus verantwor-
tungsvollen Quellen
FSC® C083411
FSC
www.fsc.org

Verlagsgruppe Random House FSC® N001967

ISBN 978-3-517-09618-6
www.suedwest-verlag.de